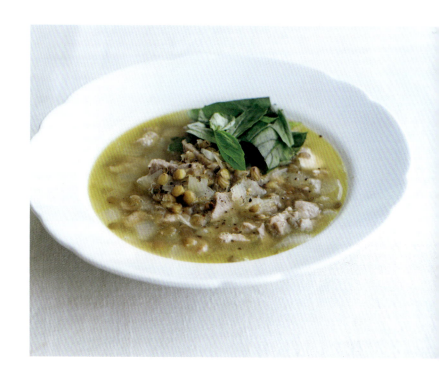

ワタナベマキの
体に優しい
いたわりスープ

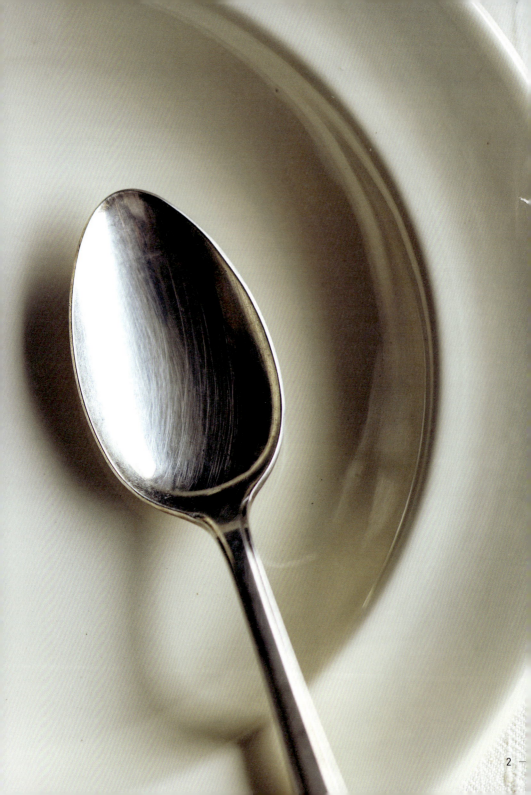

はじめに

なんとなく調子が悪かったり、疲れ、だるさ、冷え、頭痛…など病ではないけれど、日々のストレスによって生まれる不調は、だれもが経験のあることだと思います。

そして私も含め、更年期世代は体にいろいろ不調が出始めます。日々バランスのよい食事を取るように心がけていますが、仕事柄、食べすぎたり、かたよったり、忙しくて運動不足になったりすることも…。

「病は気から」ともいわれ、不調を感じたときに薬、サプリメント、栄養ドリンクなど、少しでも不調を改善したい、といろいろな手立てを考えるものですが、私自身は、幼い頃からあまり薬に頼らず過ごしてきました。母が「体の不調は食べ物と共にある」とよく話していたからです（今もよく言っています。笑）。今ではとても理解ができる大切な言葉です。

「いたわりスープ」で皆さんにお伝えしたいのは、不調を少しでも感じたらまずは「いつも口にしている食べ物から変えてみる」といういちばん身近な方法。三度の食事から不足やかたよりを減らして、不調をととのえていくイメージです。

薬膳を学ぶようになり、今まで以上に食材ひとつひとつの効能や組み合わせの効果などを深く知るようになりました。不調の改善に適した食材や組み合わせを考え、調理法としてもっとも取り入れやすいのがスープではないか…と思ったことが、「いたわりスープ」の本をつくるきっかけになりました。

朝、昼、晩、どのタイミングで取り入れてもよいのがスープ。そしてスーッと体になじんでいくのもスープならでは。この本が皆さんの日々のリセットごはんとしてお役に立てたらうれしいなと思います。

ワタナベマキ

CONTENTS

はじめに —— 2

体に優しいいたわりスープのメリット —— 8

季節別 スープに取り入れたい食材 —— 10

PART 1
体の不調を感じるときに食べたいスープ

貧血

アサリと菜の花の雑穀スープ —— 14

豚肉とレンズ豆のバジルスープ —— 16

小豆とサツマイモのスープ —— 18

しらすとブロッコリーのレモンスープ —— 20

牛肉とセリの辛味スープ —— 22

生理痛

ホウレンソウのポタージュ —— 24

ブリとニラの塩麹スープ —— 26

カキのミルクスープ —— 28

モロヘイヤとトマトのジンジャースープ —— 30

冷え

たたきレンコンとエビのとろみスープ —— 32

長ネギとショウガの焼きもちスープ —— 34

カリフラワーとタラの豆乳スープ —— 36

ユリ根と鶏肉の梅スープ —— 38

カボチャとラム肉のガーリックスープ —— 40

便秘

根菜の甘酒豚汁 —— 42

ワカメと牛肉のとろとろスープ —— 44

おからとキムチのスープ —— 46

キノコとヨーグルトのポタージュ —— 48

免疫力低下

根菜のみそカレースープ —— 50

春菊と豚しゃぶの梅だしスープ —— 52

カボチャと鶏のスープ —— 54

サバとショウガの春雨スープ —— 56

シジミとヤマイモのネギたっぷりスープ —— 58

むくみ

キュウリとセロリ、鶏ササミのスープ —— 60

冬瓜とひき肉のショウガスープ —— 62

トマトと豚ヒレのクミンスープ —— 64

トウモロコシとハトムギの鶏だしスープ —— 66

ほてり

ゴーヤーと梅干しのスープ —— 68

ナスとアボカドの豆乳ナンプラースープ —— 70

ガスパチョ風トマトスープ —— 72

PART 2

季節ごとに食べたい 薬膳みそ汁

春

菜の花のみそ汁 —— 80

アスパラと卵のみそ汁 —— 82

スナップエンドウと油揚げのみそ汁 —— 83

新タマネギとクレソンのみそ汁 —— 84

新ジャガとワカメのみそ汁 —— 86

春キャベツと黒コショウのみそ汁 —— 87

夏

トマトとミョウガのみそ汁 —— 88

キュウリと新ショウガのみそ汁 —— 90

ピーマンと豚肉、山椒のみそ汁 —— 91

トウモロコシのカレーみそ汁 —— 92

冬瓜とショウガのみそ汁 —— 94

オクラと豆腐のみそ汁 —— 95

秋

たっぷりキノコのネギゴマ汁 —— 96

ゴボウと厚揚げのみそ汁 —— 98

サツマイモとタマネギの辛味みそ汁 —— 99

チンゲンサイと油揚げのみそ汁 —— 100

レンコンの酒粕汁 —— 102

ニンジンの黒ゴマ汁 —— 103

冬

白菜と豚肉のみそ汁 —— 104

細切り大根と干しシイタケのみそ汁 —— 106

セリと油揚げのみそ汁 —— 107

サトイモとユズの白みそ汁 —— 108

ブロッコリーと落とし卵のみそ汁 —— 110

カリフラワーとタマネギの酒粕汁 —— 111

PART 3

ヘトヘトな日の お助けスープ

キャベツとエビの春雨スープ —— 116

ジャガイモとミックスビーンズのスープ —— 118

ミニトマトとササミの卵スープ —— 119

カボチャとホウレンソウのトマトスープ —— 120

カブとしらすのおかゆ —— 122

たたき長イモと豚肉の梅スープ —— 123

レンコンとアサリの豆乳スープ —— 124

大根と鶏肉のトック —— 126

白菜とネギ、ひき肉のショウガスープ —— 127

COLUMN

体いたわりドリンク —— 74

スープと合わせて食べたいご飯 —— 112

レシピ表記の注意点

◎ 計量の単位は大さじ1=15mL、小さじ1=5mL、1カップ=200mL、1合=180mLです。

◎ 電子レンジの加熱時間は600Wを基準にしています。500Wの場合は1.2倍、700Wの場合は0.8倍を目安に加減してください。機種によって火のとおりに多少差があります。火どおりに不安がある場合は、様子を見ながら少しずつ加熱してください。

体に優しい いたわりスープの メリット

この本で紹介するのは、素材の味を丁寧に生かしたシンプルなスープ。体をじんわり温めて、気持ちをゆるりとほぐしてくれるだけでなく、すこやかな体づくりの助けになる3つのうれしいメリットがあります

素材のうま味を丸ごと味わえる

肉や魚介、野菜をじっくり煮るだけで、それぞれの素材から
うま味が溶け出し、想像以上のおいしさが生まれます。これ
を余すところなく楽しめるのがスープの魅力。キノコ類やト
マト、乾物といったうま味が出やすい素材は、だし代わりに
も使えます。また、うま味同士を掛け合わせることで、思い
がけない味に出合えることも

野菜を無理なくたっぷり食べられる

毎日意識して取っているつもりでも、ついつい不足しがちな
野菜。スープにすればたりない分を手軽に補うことができ、
栄養面がぐんと充実します。野菜を単品で使ったシンプルな
スープも味わい深いものですが、いろいろな野菜を組み合わ
せて使うのもおすすめ。冷蔵庫にある半端野菜もスープに活
用すると、おいしくムダなく食べきれます

消化がいいから体に負担がなく、満足感もある

温かいスープは消化がよく、胃腸に優しいので、疲れたとき
や体調がすぐれないとき、食欲がないときにも安心して食べ
られます。ヘルシーな具材を選べば、遅い時間に食べても体
に負担がかかりません。さらに、汁気が多く一品で満足感が
得られるのもスープのよさ。忙しい日やカロリーが気になる
ときにも、頼もしい味方になってくれます

季節別スープに取り入れたい食材

季節が変われば、体の状態も少しずつ変化します。

どんな時季にどんな食材を食べればいいのかを知っておくと、

日々のスープで体をととのえやすくなります

夏

暑さや湿気で体調をくずしやすい時季。みずみずしい夏野菜を食べることで体の熱を冷まし、汗で失われた水分を補給します。栄養のある温かいスープは冷房で冷えた体に最適

[おもな食材]

オクラ	キュウリ
冬瓜	トウモロコシ
トマト	ナス
ピーマン	ミョウガ
モロヘイヤ	レタス

春

新しい生活がスタートする春に意識したいのは、デトックス。ほろ苦さや香りのある春野菜などを食べて冬の間にたまった老廃物を出し、すっきり軽やかな体を目指しましょう

[おもな食材]

アスパラガス	クレソン
新ジャガイモ	新タマネギ
スナップエンドウ	セリ
菜の花	ニラ
春キャベツ	アサリ
しらす	ワカメ

冬

この時季は体を温めることを最優先に。長ネギやカブといった冬野菜のほか、ショウガやニンニクなども積極的に取り入れたいもの。消化のよい大根や白菜で胃腸もととのえて

[おもな食材]

カブ	カリフラワー
キャベツ	コマツナ
サトイモ	春菊
ショウガ	大根
長ネギ	ニンニク
白菜	ホウレンソウ
ユズ	ユリ根
牡蠣（カキ）	タラ
ブリ	

秋

滋養のある根菜やイモ類、食物繊維が豊富なキノコ類などを食べて、夏の疲れを回復させます。食欲が増してくる時季なのでしっかり食べて免疫力を高め、寒い冬に備えましょう

[おもな食材]

カボチャ	キノコ
ゴボウ	サツマイモ
ニンジン	ヤマイモ
レンコン	鮭
サバ	

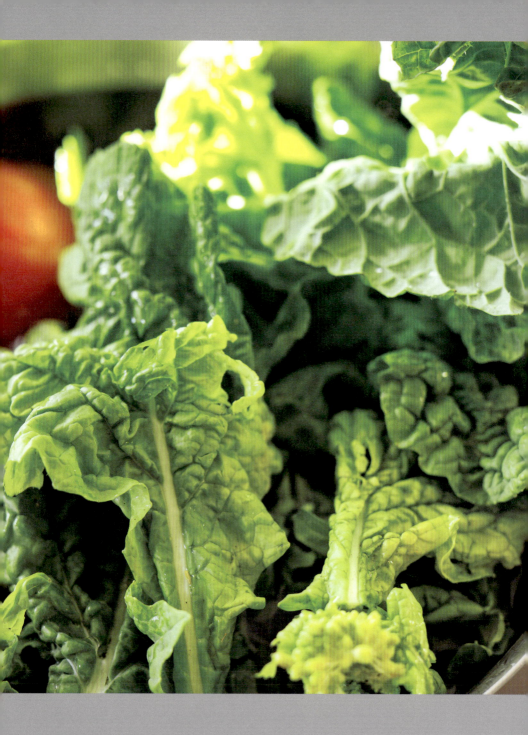

体の不調を
感じるときに
食べたいスープ

PART 1

体調がすぐれないとき、
頼りになるのが温かいスープ。
症状がやわらぐような
材料を組み合わせれば、
食べ終わる頃には、
体が少しだけ軽くなっているはず。
焦らずゆっくり、
すこやかになりましょう

滋味あふれる貝のだしにほろ苦さを閉じ込めて

アサリと菜の花の雑穀スープ

貧血

貧血の予防や改善には、鉄分を多く含む食材を取ることが大切。ビタミンCを組み合わせると鉄分の吸収率が上がり、効果が高まります

材料 2〜3人分

アサリ (砂抜きしたもの) …… 200g
菜の花 …… 100g
雑穀ミックス …… 大さじ4
タマネギ …… 1/2 個 (100g)
塩 …… 少し
A ┌ だし汁 …… 2カップ
　├ 酒、塩麹
　└ 　 …… 各大さじ1

つくり方

1 菜の花は塩を加えた熱湯で1分30秒ゆで、冷水に取って水気を絞り、長さを半分に切る。雑穀ミックスはさっとゆでる。タマネギは縦に薄切りにする。

2 鍋にAを入れて中火にかける。煮立ったらアサリと1のタマネギを加えてひと煮立ちさせ、アクを除く。フタをして弱めの中火でアサリの口が開くまで5分ほど煮る。

3 1の菜の花と雑穀ミックスを加えてさっと煮る。

MEMO 魚介や野菜のなかでもとくに鉄分が豊富なアサリと菜の花を組み合わせて貧血をしっかり予防。雑穀の赤米も白米に比べて鉄分が多めです

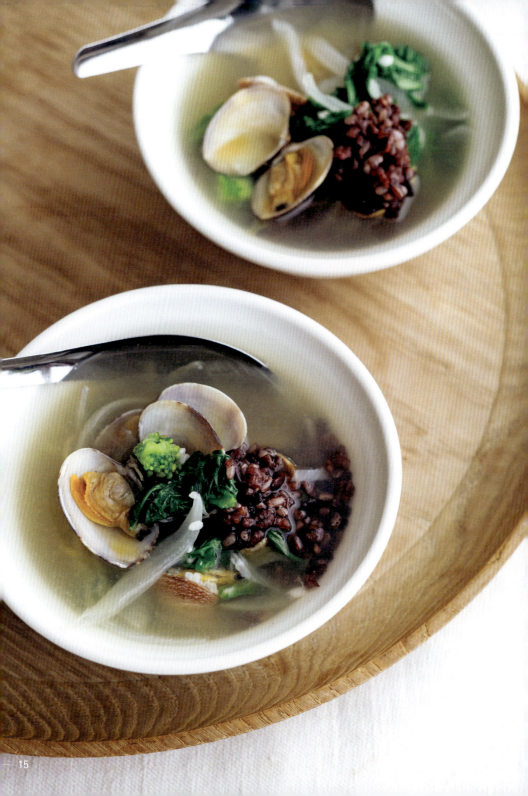

貧血

濃厚な豚肉のうま味と豆の甘さが優しく調和

豚肉とレンズ豆の バジルスープ

16

材料 2〜3人分

豚肩ロース薄切り肉 …… 150g
レンズ豆(ゆでたもの) …… 100g
タマネギ …… 1/2個(100g)
塩 …… 適量
A ┌ ニンニク(つぶす) …… 1かけ
  └ オリーブオイル …… 小さじ2
B ┌ 白ワイン …… 1/4カップ
  │ バジルの茎 …… 4本
  └ 水 …… 2と1/2カップ
バジルの葉(ちぎる) …… 7〜8枚
粗びきコショウ(黒) …… 少し

つくり方

1. 豚肉は2cm角に切り、塩少しをふる。タマネギは2cm角に切る。

2. 鍋にAを入れて弱火にかけ、香りが立ったら1を加えて豚肉の色が変わるまで炒める。

3. Bを加えて中火にし、煮立ったらアクを除く。レンズ豆を加え、フタをして弱めの中火で8分ほど煮る。

4. バジルの茎を取り除き、塩小さじ2/3を加えて味をととのえる。器に盛り、バジルの葉を添えてコショウをふる。

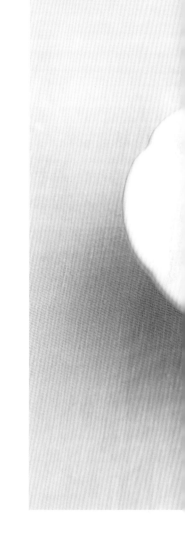

MEMO / 戻す手間がいらないレンズ豆は、手軽に鉄分補給ができる素材。肉のなかでも鉄分が多い豚肉と合わせて貧血対策とおいしさを両立

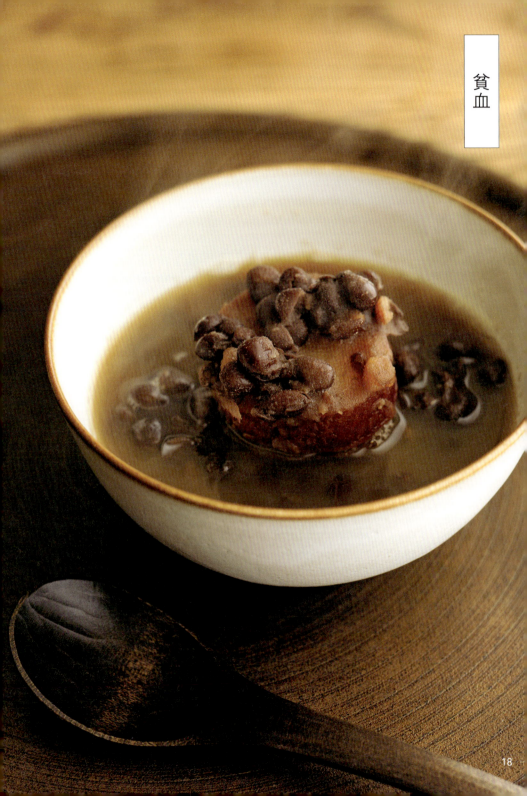

貧血

気持ちがフワッとほぐれるほんわかした甘さ

小豆 と サツマイモ の スープ

材料 2〜3人分

ゆで小豆 …… 150g

サツマイモ …… 150g

A 黒砂糖 …… 大さじ2
　ローズマリー …… 1枝
　水 …… 2カップ

塩 …… 小さじ$\frac{1}{4}$

つくり方

1 サツマイモは皮つきのまま2.5cm厚さの
半月切りにし、さっと水にさらす。

2 鍋にA、1、ゆで小豆を入れて中火にか
ける。煮立ったらアクを除き、フタをし
て弱めの中火でサツマイモがやわらかく
なるまで8分ほど煮る。塩を加えて味を
ととのえる。

MEMO 小豆とサツマイモは味の相性がいいだけでなく、サツマイモのビタミンCが
小豆の鉄分の吸収率を高めてくれるので栄養面でも理想的な組み合わせ

貧血

あっさり味にレモンが香る清らかなおいしさ

しらすとブロッコリーの
レモンスープ

材料 2〜3人分

しらす …… 20g
ブロッコリー …… $\frac{1}{2}$個(200g)
タマネギ …… $\frac{1}{2}$個(100g)
A ┌ だし汁 …… 2カップ
　　├ 白ワイン …… $\frac{1}{4}$カップ
　　└ ショウガ(すりおろす) …… 1かけ
B ┌ レモン汁 …… 大さじ1
　　└ 塩 …… 小さじ$\frac{1}{2}$
オリーブオイル …… 小さじ2
粗びきコショウ(黒) …… 少し
レモンの皮(すりおろす) …… 少し

つくり方

1 ブロッコリーは小房に分けて耐熱皿に入れ、ふんわりラップをして電子レンジ(600W)で2分加熱する。縦2等分に切り、大きいものは縦4等分に切る。タマネギは縦に薄切りにする。

2 鍋に**A**、しらす、1のタマネギを入れて中火にかける。煮立ったらアクを除き、弱めの中火で5分ほど煮る。ブロッコリーを加え、フタをしてさらに5分ほど煮る。

3 **B**を加えて混ぜ合わせ、器に盛る。オリーブオイルを回しかけてコショウ、レモンの皮をふる。

MEMO しらすは魚の栄養が丸ごと取れて鉄分もたっぷり。ブロッコリーとレモンに含まれるビタミンCが鉄分の吸収率アップにひと役買ってくれます

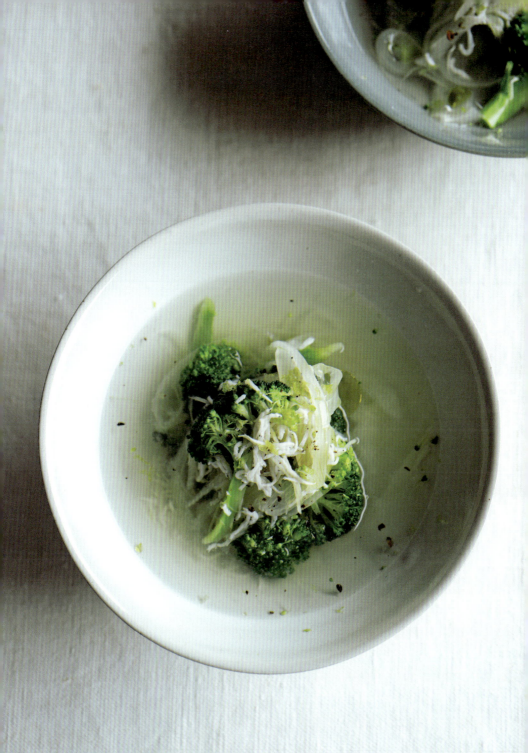

貧血

ピリ辛味にセリのさわやかな香りが好相性

牛肉とセリの辛味スープ

材料 2~3人分

牛モモ肉(焼き肉用) ····· 200g
セリ ····· 80g
長ネギ ····· 1/2本(100g)
塩 ····· 少し
ゴマ油 ····· 小さじ2
A だし汁 ····· 2カップ
　 紹興酒 ····· 1/4カップ
　 ニンニク、ショウガ
　　 (各すりおろす) ····· 各1かけ
　 しょうゆ ····· 大さじ1
　 コチュジャン ····· 小さじ1
　 塩 ····· 小さじ1/3
赤唐辛子(粗びき) ····· 少し

つくり方

1 牛肉は1cm幅に切り、塩をふる。セリは
　ざく切りにする。長ネギは5cm長さに切
　り、縦半分に切る。

2 鍋にゴマ油を中火で熱し、1の牛肉を入
　れて焼き目をつけ、長ネギを加えてさっ
　と炒め合わせる。

3 Aを加え、煮立ったらアクを除き、フタ
　をして弱めの中火で7分ほど煮る。器に
　盛り、1のセリをのせ、赤唐辛子をふる。

MEMO 　赤身の牛モモ肉は、牛肉のなかでは鉄分が多め。セリにも鉄分やビタミン
　　　　Cが含まれ、さらにコチュジャンの発酵パワーで体の調子がととのいます

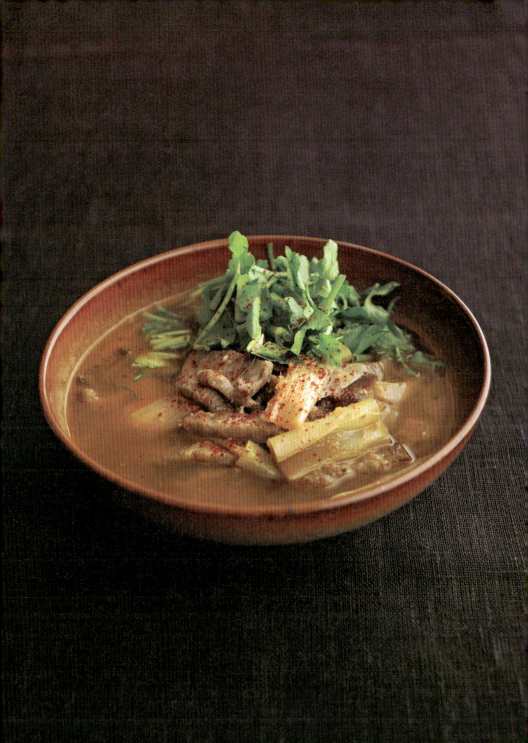

緑色の濃さに比例した青菜の深い味が魅力

ホウレンソウのポタージュ

生理痛

大豆イソフラボンや鉄分、亜鉛、ビタミンEなどを積極的に取ると、生理痛がやわらぎます。スープにすれば体も温まって一石二鳥

材料 2〜3人分

- ホウレンソウ …… 1束(200g)
- タマネギ …… 1/4個(50g)
- ジャガイモ …… 1個(150g)
- A ┌ だし汁 …… 1と1/4カップ
　　└ 白ワイン …… 1/4カップ
- 無調整豆乳 …… 3/4カップ
- 塩 …… 小さじ2/3
- オリーブオイル …… 少し

つくり方

1. ホウレンソウは洗ってラップで包み、電子レンジ(600W)で2分30秒加熱する。冷水に取って水気を絞り、2cm長さに切る。

2. タマネギは粗みじん切りにする。ジャガイモは皮をむき、2cm角に切る。

3. 鍋にA、1、2を入れて中火にかける。煮立ったらアクを除き、フタをして弱めの中火で10分ほど煮る。

4. 豆乳を加えてハンディブレンダーなどでなめらかになるまで撹はんし、塩を加えて味をととのえる。器に盛り、オリーブオイルを回しかける。

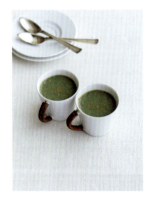

MEMO 鉄分が豊富なホウレンソウをたっぷり使って生理痛を軽減。豆乳に含まれる大豆イソフラボンにも生理痛をやわらげる効果が期待できます

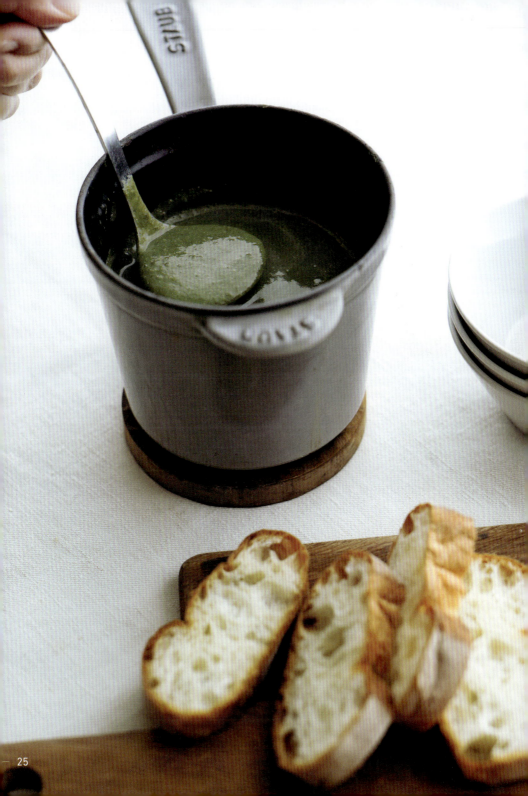

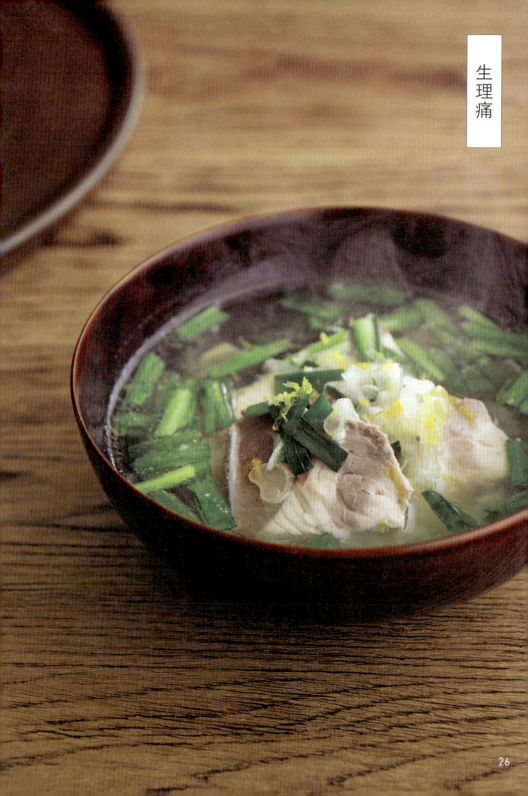

澄んだスープの奥に広がる滋味豊かな味わい

ブリとニラの塩麹スープ

材料 2〜3人分

ブリ(切り身) …… 2切れ
ニラ …… 30g
長ネギ …… $\frac{1}{3}$本(60g)
A ┌ だし汁 …… 2カップ
　├ 酒 …… $\frac{1}{4}$カップ
　└ ショウガ(すりおろす) …… 1かけ
塩麹 …… 大さじ1
ユズの皮(すりおろす) …… 少し

つくり方

1 ブリは熱湯に入れてさっと湯どおしし、水気をふいて2〜3等分に切る。ニラは2cm長さに切る。長ネギは小口切りにする。

2 鍋にAを入れて中火にかけ、煮立ったら1のブリと長ネギを加えてひと煮立ちさせ、アクを除く。フタをして弱めの中火で6分ほど煮る。

3 塩麹を加えてなじませ、1のニラを加えてさっと煮る。器に盛り、ユズの皮を散らす。

MEMO／ブリに含まれるEPAやDHAが血流を促して生理痛の緩和に役立ちます。ニラも鉄分を含み、体を温めてくれるので体調が上向きに

生理痛

ひと口目からうま味が押し寄せる至福の一杯

カキ の ミルクスープ

材料 2〜3人分

カキ …… 200g
タマネギ …… $\frac{1}{2}$個(100g)
塩 …… 適量
小麦粉 …… 小さじ2
オリーブオイル …… 小さじ2
バター …… 15g
A ┌ 白ワイン …… $\frac{1}{4}$カップ
　├ ニンニク(すりおろす) …… 1かけ
　├ ローリエ …… 1枚
　└ 水 …… 1カップ
牛乳 …… $\frac{3}{4}$カップ
パセリ(みじん切り)、
　粗びきコショウ(黒) …… 各少し

つくり方

1 カキは塩水で洗って水気をふき、小麦粉をまぶす。タマネギは1cm幅に切る。

2 鍋にオリーブオイル、半量のバターを入れて中火にかけ、1を加えてカキに軽く焼き目がつくまで炒める。

3 Aを加え、フタをして弱めの中火で5分ほど煮る。牛乳と残りのバター、塩小さじ $\frac{2}{3}$ を加え、煮立つ直前で火を止める。器に盛り、パセリとコショウをふる。

MEMO カキに含まれる亜鉛がホルモンバランスをととのえて、生理痛を軽くしてくれます。血行を促進して体を温めてくれるタマネギもプラス

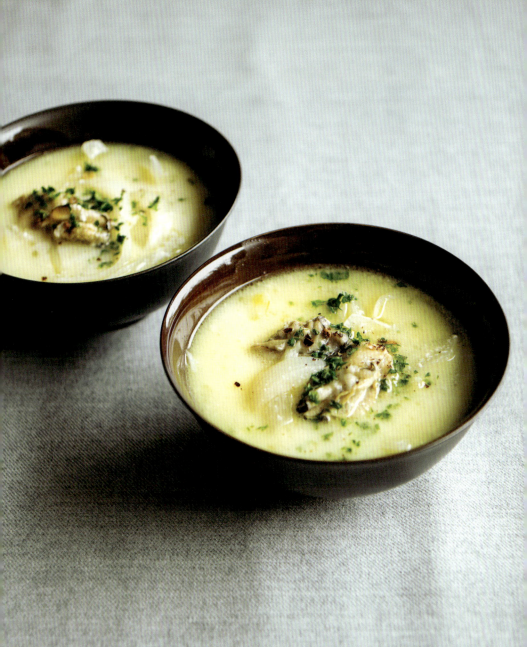

> 生理痛

涼やかな野菜だしにキリッとショウガの辛味を効かせて

モロヘイヤとトマトの
ジンジャースープ

材料 2～3人分

モロヘイヤ …… 1袋
トマト …… 2個(300g)
鶏ササミ …… 3本
新ショウガ …… 1かけ
タマネギ …… $\frac{1}{2}$個(100g)
A ┌ 酒 …… $\frac{1}{4}$カップ
　└ 水 …… 2カップ
塩 …… 適量
しょうゆ …… 小さじ2

つくり方

1 ササミは筋を除く。鍋にAを入れて中火にかけ、煮立ったらササミを加えて弱火で3分ほど煮る。火を止めてそのまま5分ほどおいてから取り出す（ゆで汁はとっておく）。粗熱が取れたら細かく裂く。新ショウガは千切りにし、水にさっとさらして水気をきる。

2 モロヘイヤは葉を摘み、塩少しを加えた湯で40秒ほどゆでる。冷水に取って水気を絞り、包丁で細かくたたく。トマトは8等分のくし形に切る。タマネギは縦に薄切りにする。

3 1のゆで汁に2のタマネギ、しょうゆ、塩小さじ$\frac{1}{3}$を加えて中火にかけ、ひと煮立ちさせる。タマネギが透きとおったら、モロヘイヤとトマトを加え、フタをして弱めの中火で5分ほど煮る。器に盛り、ササミと新ショウガをのせる。

MEMO／モロヘイヤのビタミンEには血行を促し、ホルモンバランスをととのえる働きがあります。ショウガで体が温まり、気持ちもリラックス

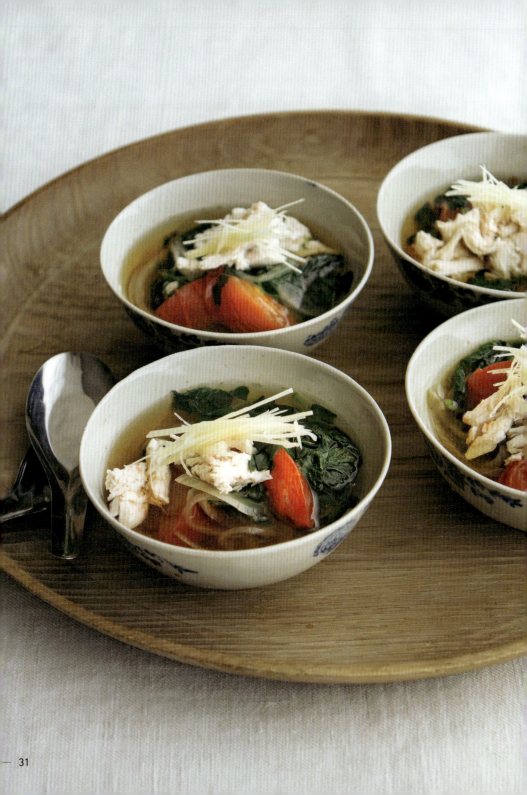

ゆるやかなとろみをつけて温かさをキープ

たたきレンコンと エビのとろみスープ

冷え

良質なたんぱく質と野菜のスープをしっかり食べて代謝をアップ。体を温めるショウガやネギ、ニンニクを取り入れるだけでも温活に

材料 2〜3人分

レンコン …… 200g
エビ(無頭・殻つき) …… 8尾
長ネギ …… 1/2本(100g)
ショウガ(すりおろす) …… 1かけ
片栗粉 …… 大さじ2
A ┌ だし汁(カツオ昆布) …… 2カップ
　└ 酒 …… 大さじ2
塩 …… 小さじ1
B ┌ くず粉(または片栗粉)、水
　└ …… 各小さじ1
ゴマ油 …… 小さじ1
いりゴマ(白) …… 少し

つくり方

1 レンコンは皮をむき、包丁でたたいてひと口大にし、水にさっとさらす。長ネギは小口切りにする。エビは背ワタを除いて片栗粉でもみ洗いし、流水で洗って水気をふく。Bは混ぜ合わせる。

2 鍋にAを入れて中火にかけ、煮立ったら弱火にして1のエビを加える。3分ほどゆでて取り出し、殻をむく。

3 2の鍋に1のレンコンを加えて中火でひと煮立ちさせ、アクを除いてフタをし、弱めの中火で7分ほど煮る。

4 塩と1の長ネギ、ショウガを加えてさっと煮たら、2のエビを戻し入れる。Bを回し入れてとろみをつけ、ひと煮立ちさせる。器に盛り、ゴマ油を回しかけてゴマをふる。

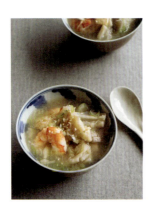

MEMO / レンコンは加熱すると体を温めてくれるのでスープに最適。エビも体を温めて血流を促してくれるため、理想的な温活スープに

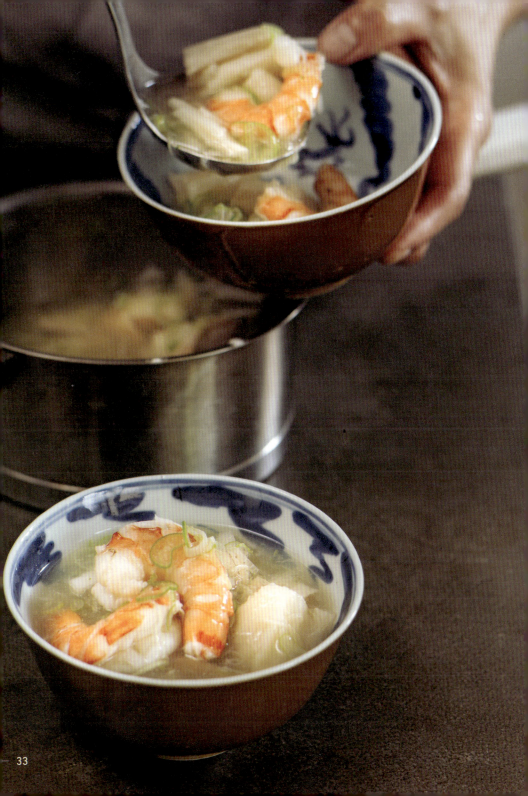

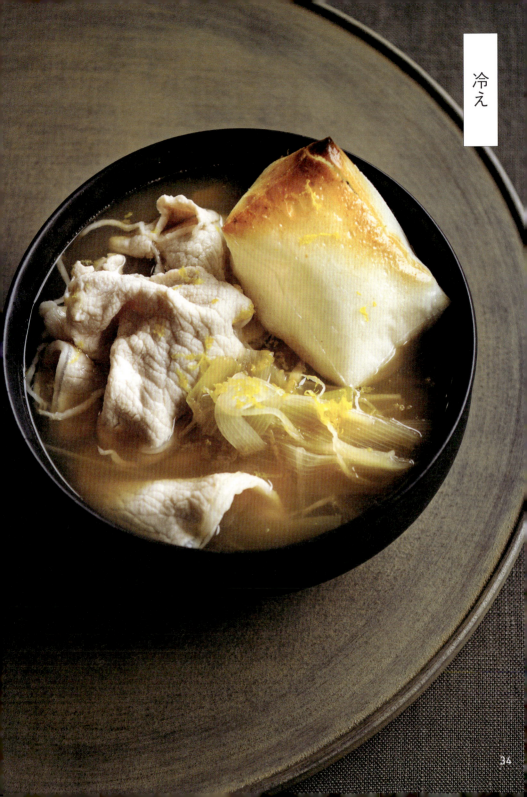

冷え

香味野菜をたっぷり加えて冷えにくい体に

長ネギとショウガの焼きもちスープ

材料 2〜3人分

長ネギ …… $\frac{1}{2}$ 本(100g)
ショウガ …… 1かけ
切りもち …… 2〜3個
豚ロースしゃぶしゃぶ肉
　　　…… 150g
A ［ だし汁 …… 2カップ
　　 酒 …… 大さじ2
B ［ しょうゆ …… 小さじ2
　　 塩 …… 小さじ $\frac{1}{3}$
ユズの皮(すりおろす) …… 少し

つくり方

1 長ネギは5cm長さに切り、縦4等分に切る。ショウガは千切りにする。もちはこんがりと焼く。

2 鍋にA、1の長ネギとショウガを入れて中火にかけ、煮立ったら弱めの中火にして5分ほど煮る。弱火にしてBと豚肉を加え、肉の色が変わったらアクを除く。

3 器に1のもちを入れて2を注ぎ、ユズの皮を散らす。

MEMO／体を中からポカポカにしてくれる長ネギとショウガで冷えを予防。もち米も体を温めて気を補ってくれるので、疲れているときにもおすすめ

冷え

ホロホロの食感と濃厚なコクを楽しんで

カリフラワーとタラの豆乳スープ

材料 2〜3人分

カリフラワー …… 200g
生タラ(切り身) …… 2切れ(150g)
タマネギ …… $\frac{1}{2}$個(100g)
塩 …… 小さじ1
小麦粉 …… 小さじ2
A [バター …… 20g
　　 オリーブオイル …… 小さじ2
B [だし汁 …… 1と$\frac{3}{4}$カップ
　　 酒 …… 大さじ2
　　 ニンニク(すりおろす)
　　　 …… $\frac{1}{2}$かけ
無調整豆乳 …… $\frac{1}{2}$カップ
粗びきコショウ(黒) …… 適量

つくり方

1 カリフラワーは小房に分けて縦に薄切りにする。タマネギは縦に薄切りにする。タラは2〜3等分に切り、熱湯を回しかけて水気をふく。塩小さじ$\frac{1}{2}$をなじませ、小麦粉をまぶす。

2 鍋に**A**を入れて中火にかけ、バターが溶けたら**1**のタラを加えて表面に軽く焼き目をつける。カリフラワーとタマネギを加えてさっと炒め、**B**を加えてひと煮立ちさせ、アクを除く。

3 フタをして弱めの中火で10分ほど煮たら、豆乳を加えて沸騰させないように温め、塩小さじ$\frac{1}{2}$を加えて味をととのえる。器に盛り、コショウをふる。

MEMO 　胃腸をすこやかにととのえてくれる豆乳とだし汁を合わせた体に優しいスープ。カリフラワーとタラはやわらかく煮ることで消化をアップ

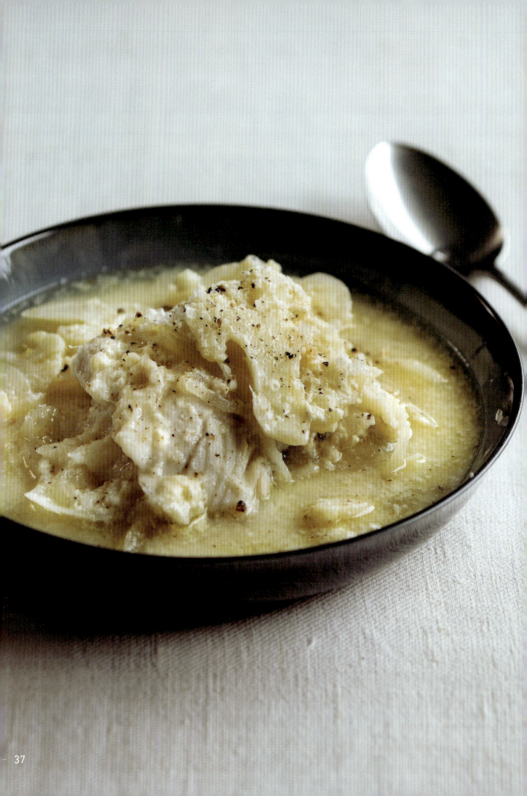

冷え

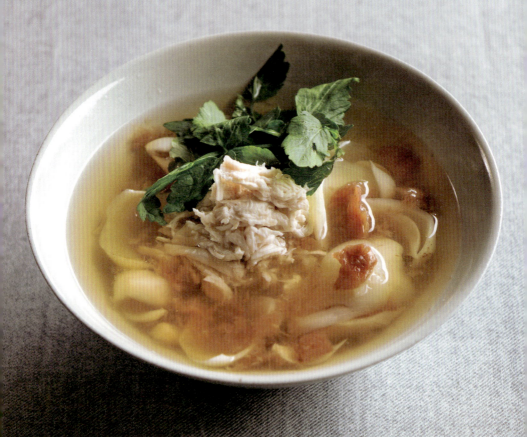

38

繊細な甘さと梅の風味が相性バツグン

ユリ根と鶏肉の梅スープ

材料 2〜3人分

ユリ根 …… 1個(100g)
鶏ササミ …… 3本
セリ …… 50g
梅干し …… 2個
A 酒 …… 大さじ2
 水 …… 2カップ
薄口しょうゆ …… 小さじ2

つくり方

1 ユリ根は洗って1枚ずつはがす。セリはざく切りにする。ササミは筋を除く。

2 鍋にAを入れて中火にかけ、煮立ったら弱火にして1のササミを加える。3分ほどゆでて取り出し、粗熱が取れたら手で食べやすく裂く。

3 2の鍋を再び中火にし、ひと煮立ちさせてアクを除く。梅干しをほぐして種ごと加える。

4 1のユリ根を加えてフタをし、弱めの中火で6分ほど煮たら薄口しょうゆ、セリを加えてさっと煮る。器に盛り、2のササミをのせる。

MEMO / ユリ根は食べすぎると体の冷えにつながりますが、体を温めてくれる鶏肉と組み合わせれば◎。ササミの代わりに鶏胸肉でもOK！

冷え

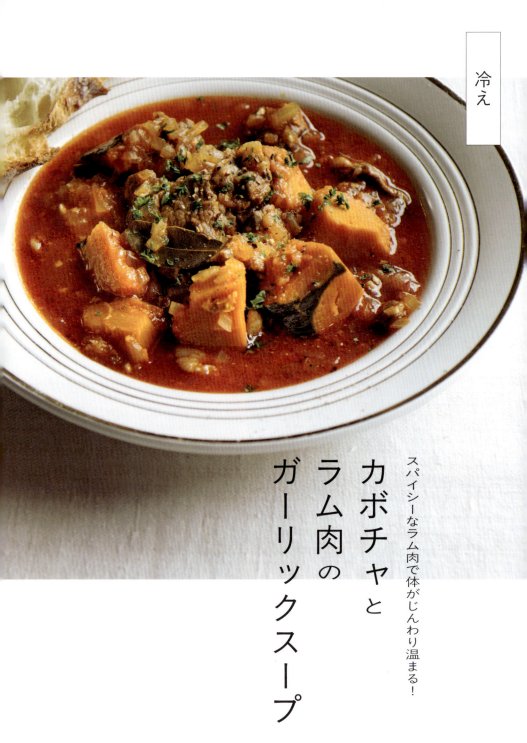

スパイシーなラム肉で体がじんわり温まる！

カボチャと
ラム肉の
ガーリックスープ

材料 2〜3人分

カボチャ …… 200g
ラム肉(焼き肉用) …… 200g
タマネギ …… 1/2 個(100g)
塩 …… 少し
A ┌ ニンニク(みじん切り) …… 1かけ
  └ オリーブオイル …… 小さじ2
B ┌ トマトジュース(無塩) …… 190mL
  │ 白ワイン …… 大さじ2
  │ ローリエ …… 1枚
  └ 水 …… 1カップ
C ┌ 塩 …… 小さじ1
  │ クミンパウダー …… 小さじ1/2
  └ ペッパーソース …… 少し
粗びきコショウ(黒)、
　パセリ(みじん切り) …… 各少し

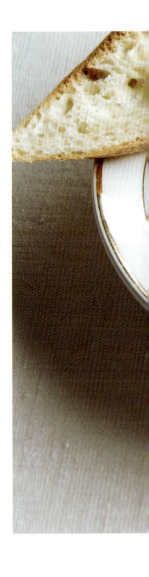

つくり方

1. カボチャは皮をところどころむき、3cm角に切る。タマネギは粗みじん切りにする。ラム肉は3cm大に切り、塩をふる。

2. 鍋にAを入れて中火にかけ、香りが立ったら1のラム肉を加えて表面に焼き目をつける。タマネギを加えてさらに炒め、Bを加えてひと煮立ちさせ、アクを除く。

3. フタをして弱めの中火で8分ほど煮たら、1のカボチャを加えてさらに7分ほど煮る。Cを加えて味をととのえ、器に盛り、コショウとパセリをふる。

MEMO　体をしっかり温めてくれるラム肉とカボチャを組み合わせて効果を倍増。
　　　仕上げにクミンの香りをプラスすることで食欲を刺激する味に

便秘

日頃から食物繊維をこまめに取ることで、腸内環境が良好に。手軽に使えるキムチや甘酒、ヨーグルトなどの発酵食品も活用して

ふくよかな甘味を加えて満足感を底上げ

根菜 の 甘酒豚汁

材料 2〜3人分

ゴボウ …… 1/4 本(50g)
ニンジン …… 1/2 本(70g)
豚こま切れ肉 …… 150g
タマネギ …… 1/2 個(100g)
こんにゃく …… 1/2 枚(100g)
ゴマ油 …… 小さじ2
A ┌ だし汁 …… 2カップ
　└ 甘酒 …… 80mL
みそ …… 大さじ2
万能ネギ(斜め切り) …… 1/2 本
七味唐辛子 …… 少し

つくり方

1 ゴボウは乱切りにして水にさらし、水気をふく。ニンジンは乱切りにする。タマネギは2cm角に切る。こんにゃくは下ゆでし、ひと口大にちぎる。豚肉は大きければひと口大に切る。

2 鍋にゴマ油を中火で熱し、1のゴボウ、ニンジンを炒める。ゴボウが軽く透きとおったら豚肉を加えて色が変わるまで炒め、タマネギとこんにゃくを加えてさっと炒める。

3 Aを加えてひと煮立ちさせ、アクを除く。フタをして弱めの中火で10分ほど煮たら、みそを溶き入れ、フツフツしてきたら火を止める。器に盛り、万能ネギをのせ、七味唐辛子をふる。

MEMO / 食物繊維を多く含むこんにゃくとゴボウ、ダブルの効果でおなかがすっきり。発酵食品の甘酒にも腸内環境をととのえる働きがあります

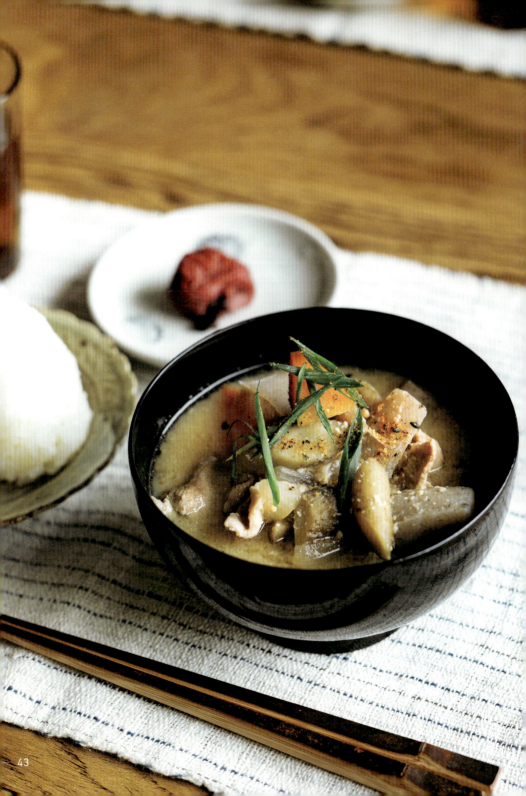

便秘

磯の風味となめらかな口当たりにうっとり

ワカメと牛肉の とろとろスープ

材料 2～3人分

塩蔵ワカメ …… 10g

牛薄切り肉 …… 100g

長ネギ …… $\frac{1}{4}$ 本(50g)

A ┌ ニンニク(つぶす) …… 1かけ
　└ ゴマ油 …… 小さじ2

B ┌ だし汁(煮干しまたは牛だし)
　│ …… 2と$\frac{1}{2}$カップ
　└ 酒、みりん …… 各大さじ1

C ┌ みそ …… 大さじ1
　└ しょうゆ …… 小さじ1

赤唐辛子(粗びき) …… 少し

つくり方

1 ワカメはさっと洗い、たっぷりの水に10分ほど浸して戻す。長ければ食べやすく切る。長ネギは小口切りにする。牛肉は大きければひと口大に切る。

2 鍋にAを入れて中火にかけ、香りが立ったら1のワカメを加え、全体に油が回るまで炒める。

3 1の牛肉と長ネギを加え、肉の色が変わるまで炒める。Bを加えてひと煮立ちさせ、アクを除く。フタをして弱めの中火で10分ほど煮たら、Cを溶き加える。器に盛り、赤唐辛子をふる。

MEMO ／ ワカメは腸内の善玉菌を増やしてくれる水溶性食物繊維が豊富。とろとろにやわらかくなるまで煮るとデトックス効果大

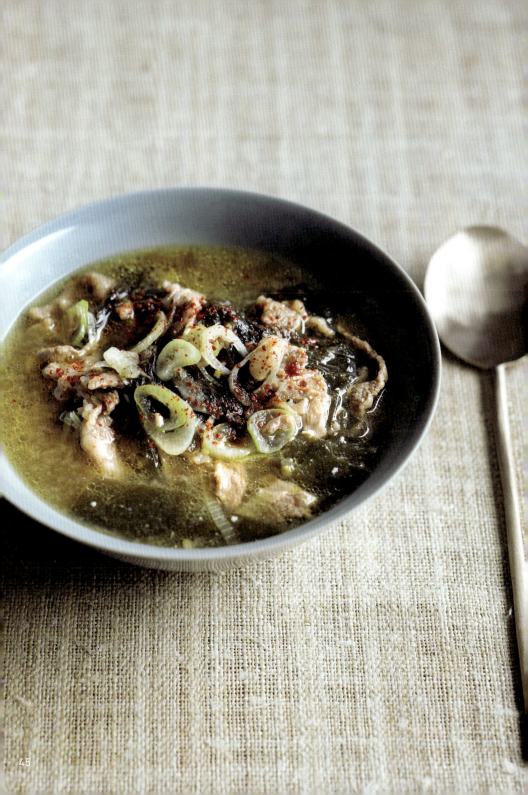

便秘

材料 2〜3人分

おから …… 100g
キムチ …… 50g
豚バラ薄切り肉 …… 150g
タマネギ …… 1/2 個(100g)
豆モヤシ(ヒゲ根を除く) …… 1/2 袋(100g)
ゴマ油 …… 小さじ2
A ┌ だし汁(煮干し) …… 2カップ
　└ 酒 …… 1/4 カップ
B ┌ しょうゆ …… 大さじ1
　└ 塩 …… 小さじ 1/4
万能ネギ(小口切り) …… 2本
いりゴマ(黒) …… 少し

つくり方

1 耐熱皿におからを広げ、ラップをせずに電子レンジ(600W)で3分30秒加熱し、水分を飛ばす。キムチはざく切りにする。タマネギは縦に薄切りにする。豚肉は5cm幅に切る。

2 鍋にゴマ油を中火で熱し、1の豚肉を炒める。焼き目がついたらキムチ、タマネギを加えてしんなりするまで炒める。

3 Aと豆モヤシ、1のおからを加えてひと煮立ちさせ、アクを除く。フタをして弱めの中火で5分ほど煮る。

4 Bを加えてさらに5分ほど煮る。器に盛り、万能ネギを散らしてゴマをふる。

MEMO／食物繊維たっぷりのおからと発酵食品のキムチを合わせ、腸内環境をすっきり改善。豆モヤシにも食物繊維が豊富に含まれ、整腸効果があります

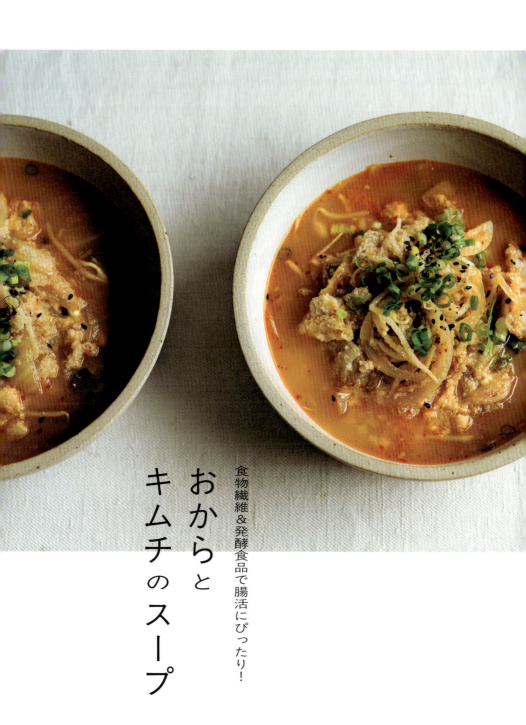

食物繊維＆発酵食品で腸活にぴったり！

おからとキムチのスープ

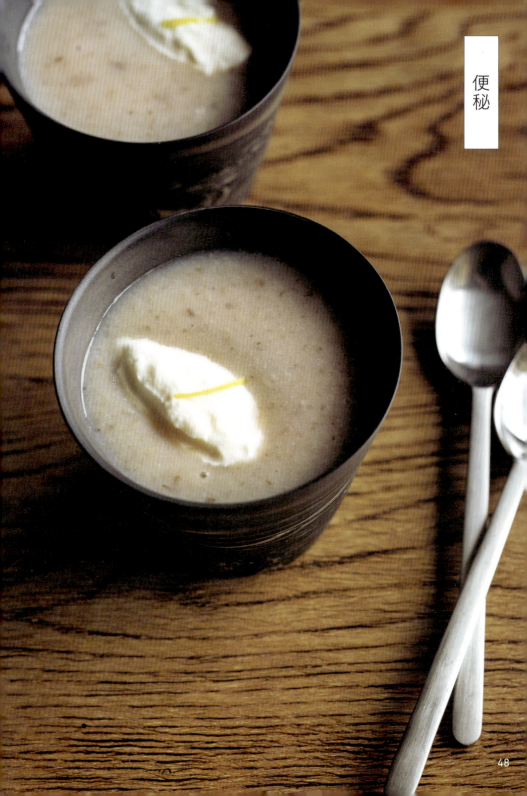
便秘

こっくり味にまろやかな酸味がアクセント

キノコとヨーグルトの
ポタージュ

材料 2～3人分

マッシュルーム …… 80g
マイタケ …… 100g
タマネギ …… $\frac{1}{4}$個(50g)
ジャガイモ …… 1個(150g)
オリーブオイル …… 適量
ニンニク(みじん切り) …… 1かけ
A ┌ 白ワイン …… $\frac{1}{4}$ カップ
　└ 水 …… 1と$\frac{3}{4}$ カップ
B ┌ プレーンヨーグルト(無糖)
　│ 　…… 大さじ3
　└ 塩 …… 小さじ$\frac{2}{3}$
牛乳 …… $\frac{1}{4}$～$\frac{1}{2}$ カップ
レモンの皮(千切り) …… 少し

つくり方

1 マッシュルームはペーパータオルで汚れをふき、切り口を少し切り落とし、1cm角に切る。マイタケも1cm角に切る。タマネギは粗みじん切りにする。ジャガイモは皮をむき、1cm角に切る。

2 鍋にオリーブオイル少しとニンニクを入れて中火にかけ、香りが立ったら1を加えてタマネギが透きとおるまで炒める。

3 Aを加えてひと煮立ちさせ、アクを除く。フタをして弱めの中火で12分ほど煮る。

4 ハンディブレンダーなどでなめらかになるまで撹はんし、Bを加えてさらに撹はんする。牛乳を少しずつ加え、とろみ加減を調節する。器に盛り、オリーブオイル少しを回しかけ、ヨーグルト少し(分量外)とレモンの皮をのせる。

MEMO / キノコの食物繊維が腸の働きを活発にし、便秘を解消。ヨーグルトにも腸内の善玉菌を増やす働きがあり、相乗効果が期待できます

カレー粉とショウガでダブルのピリ辛味に

根菜のみそカレースープ

> 免疫力低下

材料 2〜3人分

- レンコン …… 100g
- ニンジン …… 1/2本(70g)
- 豚ひき肉 …… 150g
- 長ネギ …… 1/2本(100g)
- ミツバ …… 1/2束
- ゴマ油 …… 小さじ2
- A
  - だし汁 …… 2と1/2カップ
  - 酒 …… 1/4カップ
  - ショウガ(すりおろす) …… 1かけ
- B
  - みそ …… 大さじ2
  - カレー粉 …… 小さじ1
  - しょうゆ …… 小さじ1/2

つくり方

1. レンコンとニンジンは7〜8mm厚さのいちょう切りにし、レンコンはさっと水にさらす。長ネギは斜め薄切りにする。ミツバはざく切りにする。

2. 鍋にゴマ油を中火で熱し、ひき肉を炒める。肉の色が変わったら、ミツバ以外の1を加えてさっと炒め、Aを加えてひと煮立ちさせ、アクを除く。

3. フタして弱めの中火で8分ほど煮たら、Bを加えて混ぜる。器に盛り、1のミツバをのせてカレー粉少し(分量外)をふる。

季節の変わり目や疲れがたまっているときは、緑黄色野菜や豚肉といった免疫力を高める食材を主役に。体を温めるのも有効です

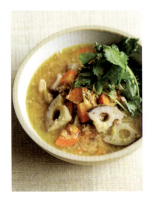

MEMO / 大豆のたんぱく質が豊富なみそと、抗酸化作用のあるカレー粉の合わせ使いで免疫力がぐんとアップ。体を温めるショウガもたっぷり

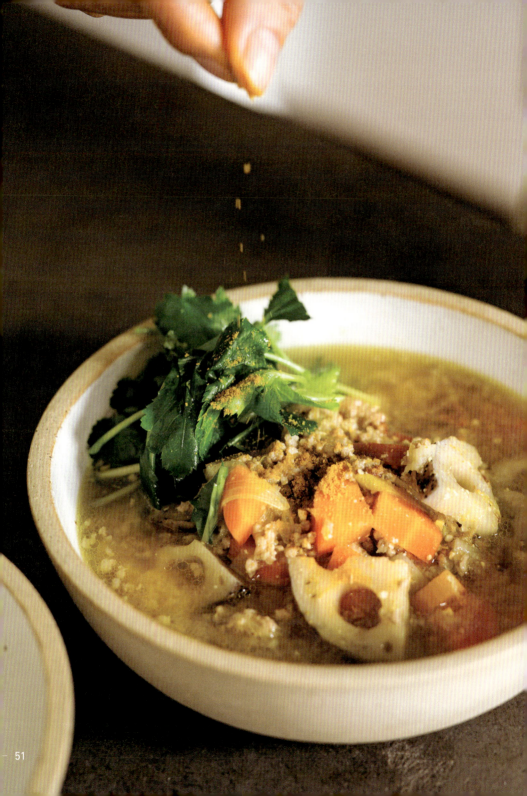

免疫力低下

ふわっと梅が香り、おいしさの余韻が続く

春菊 と 豚しゃぶ の 梅だしスープ

材料 2〜3人分

春菊 …… $\frac{1}{2}$ 束（50g）
豚ロースしゃぶしゃぶ肉 …… 150g
タマネギ …… $\frac{1}{2}$ 個（100g）
A ┌ だし汁 …… 2カップ
　　└ 酒 …… $\frac{1}{4}$ カップ
梅干し …… 2個
しょうゆ …… 小さじ $\frac{1}{2}$

つくり方

1 春菊は葉と軸に分け、軸は斜め薄切りにする。タマネギは縦に薄切りにする。

2 鍋に**A**と1のタマネギを入れ、梅干しをほぐして種ごと加え、中火にかける。煮立ったら春菊の軸を加え、フタをして弱めの中火で5分ほど煮る。

3 弱火にし、豚肉を1枚ずつ加えて火をとおし、アクが出たら除く。1の春菊の葉を加えてさっと煮たら、しょうゆを加えて混ぜる。

MEMO　春菊は免疫力を高めるβカロテンが豊富。豚肉のビタミンB₁も疲労回復とスタミナアップに効果大。梅には体の毒素を排出する働きも

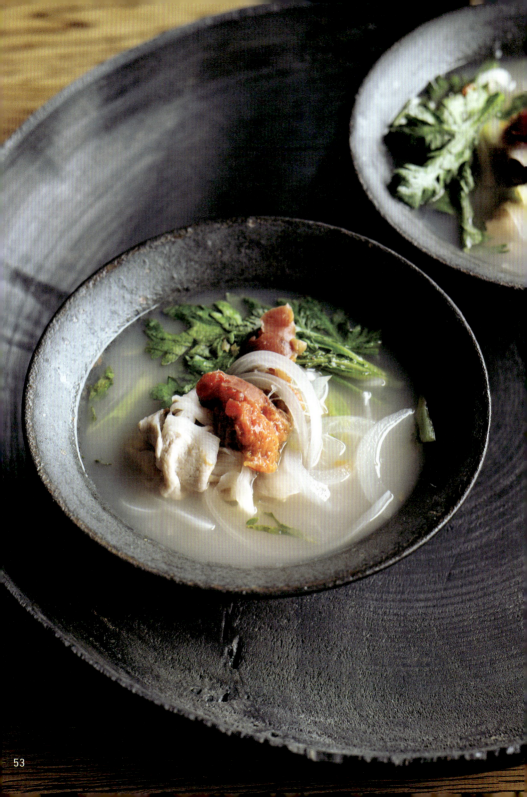

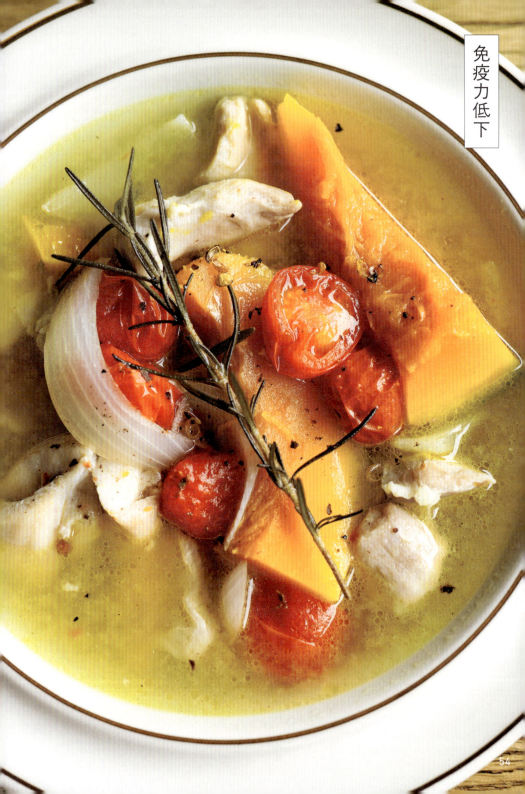

免疫力低下

素材のうま味が重なり合った優しい味

カボチャと鶏のスープ

材料 2～3人分

カボチャ …… 150g
鶏モモ肉(皮なし) …… 1枚(250g)
タマネギ …… $\frac{1}{2}$個(100g)
ミニトマト …… 10個
A ┌ ニンニク(つぶす) …… 1かけ
　├ 赤唐辛子(種を除く) …… $\frac{1}{2}$本
　├ ローズマリー …… 2本
　└ オリーブオイル …… 小さじ2
B ┌ 白ワイン …… $\frac{1}{4}$カップ
　└ 水 …… 2カップ
塩 …… 適量
粗びきコショウ(黒) …… 少し

つくり方

1 カボチャは皮をところどころむき、3cm厚さのくし形に切る。タマネギは6等分のくし形に切る。ミニトマトは横半分に切る。鶏肉は3cm大に切り、塩少しをふる。

2 鍋にAを入れて弱火にかけ、香りが立ったら中火にし、1の鶏肉を加えて全体に軽く焼き目をつける。

3 1のタマネギを加えてさっと炒め、カボチャとBを加えてひと煮立ちさせ、アクを除く。

4 フタをして弱めの中火で6分ほど煮たら、1のミニトマト、塩少しを加えてさらに5分ほど煮る。 器に盛り、コショウをふる。

MEMO カボチャとトマトのβカロテンで免疫力が向上。油と一緒に取ることでより吸収率がアップ。鶏モモ肉も体を温めて免疫力を高めます

> 免疫力低下

材料　2〜3人分

サバ水煮缶 …… 1缶(110g)
春雨(乾燥) …… 40g
長ネギ …… 1/2本(100g)
ゴマ油 …… 小さじ2
A ┌ ショウガ(千切り) …… 1かけ
　└ 豆板醤 …… 小さじ1/2
B ┌ だし汁 …… 2カップ
　├ 紹興酒 …… 1/4カップ
　└ 黒酢 …… 大さじ1
オイスターソース …… 大さじ2
しょうゆ …… 小さじ1/2
いりゴマ(白) …… 少し

つくり方

1 サバ缶は身と缶汁に分ける。春雨はぬるま湯に10分つけて戻し、長ければ切って水気をきる。長ネギは5cm長さに切り、縦4等分に切る。

2 鍋にゴマ油を中火で熱し、**A**を入れて香りが出るまで炒める。1のサバの身を加えて軽く焼き目をつけ、長ネギを加えてさっと炒める。**B**とサバの缶汁を加えてひと煮立ちさせ、アクを除く。

3 1の春雨とオイスターソースを加え、煮立ったらフタをし、弱めの中火で8分ほど煮る。しょうゆを加えて味をととのえ、器に盛ってゴマをふる。

MEMO サバは免疫力アップや疲労回復、貧血予防などに◎。ショウガ、黒酢、紹興酒が体を温めて血流を促し、体調をととのえてくれます

56

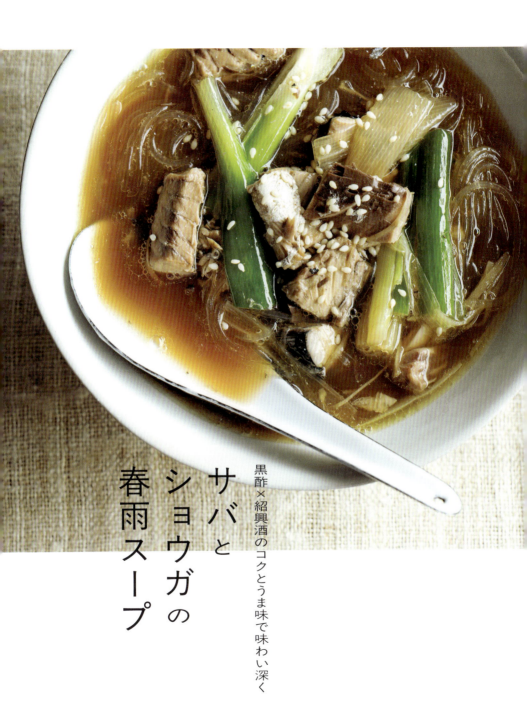

黒酢×紹興酒のコクとうま味で味わい深く

サバとショウガの春雨スープ

免疫力低下

貝のエキスとネギの風味が広がる癒やしのひと皿

シジミとヤマイモの ネギたっぷりスープ

材料 2～3人分

シジミ（砂抜きしたもの）…… 200g
ヤマイモ …… 200g
長ネギ …… $\frac{1}{4}$ 本（50g）
A┌ だし汁 …… 2カップ
 │ 酒 …… $\frac{1}{4}$ カップ
 └ ショウガ（千切り）…… 1かけ
塩 …… 小さじ $\frac{2}{3}$

つくり方

1 ヤマイモはたわしで皮をこすり洗いしてヒゲ根を除き、3cm幅の輪切りにする。長ネギは3cm幅に切る。

2 鍋にAを入れて中火にかけ、煮立ったらシジミを加えてひと煮立ちさせ、アクを除く。シジミの口が開くまでフタをして3分ほど煮る。

3 1を加えてフタをし、弱めの中火で5分ほど煮たら、塩を加えて混ぜる。

MEMO シジミとヤマイモはスタミナ不足の解消に最適。疲れた体を元気にリセットしてくれます。たっぷりのネギを加えて冷えと風邪も予防

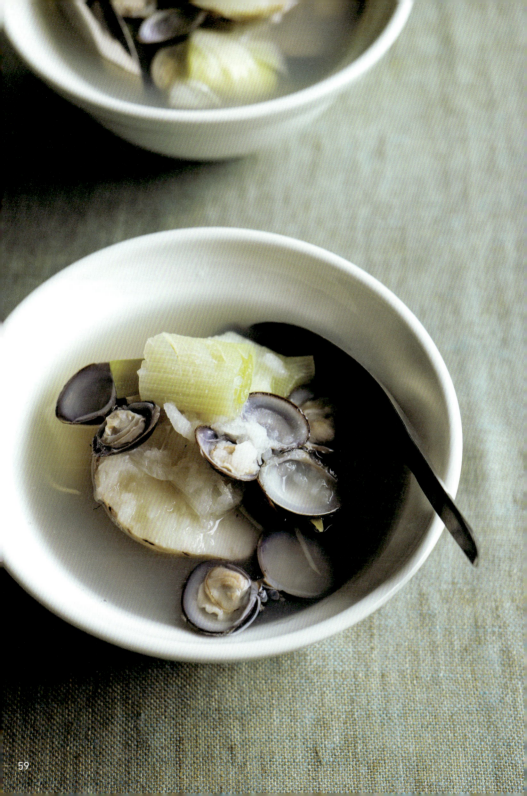

サラッとのどごしがよく、清涼感あふれる一品

キュウリとセロリ、鶏ササミのスープ

むくみ

むくみが気になるときは、カリウムを多く含む食材を取り入れて。体から余分な水分を出してくれるので、体がすっきりととのいます

材料 2〜3人分

キュウリ …… 1本(100g)
セロリ …… 1/3本(70g)
セロリの葉(千切り) …… 2〜3枚
鶏ササミ …… 3本
ショウガ(千切り) …… 1かけ
A ┌ 酒 …… 1/4カップ
　└ 水 …… 2カップ
B ┌ ナンプラー、レモン汁
　└ 　…… 各大さじ1
レモン(輪切り)、
　粗びきコショウ(黒) …… 各適量

つくり方

1　ササミは筋を除く。鍋にAを入れて中火にかけ、煮立ったらササミを加えて弱火で3分ほどゆでる。火を止めてそのまま5分おいて取り出し、粗熱が取れたら大きめに裂く。ゆで汁はとっておく。

2　キュウリは縦半分に切って種を除き、1cm幅の斜め切りにする。セロリは筋を除き、5mm幅の斜め切りにする。

3　1のゆで汁にショウガを加えて中火にかけ、煮立ったら2を加えてひと煮立ちさせる。全体が透きとおるまで1〜2分煮たら、ササミ、Bを加えてさっと混ぜる。

4　器に盛り、レモンとセロリの葉をのせ、コショウをふる。

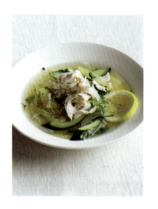

MEMO　キュウリに含まれるカリウムには利尿作用があり、むくみ予防に最適。セロリも余分な水分や老廃物を排出してくれるので合わせ使いがおすすめ

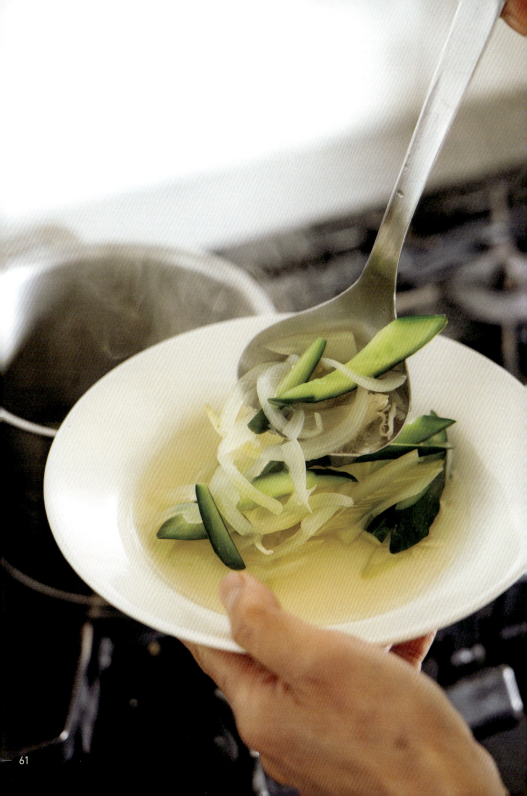

むくみ

みずみずしさと上品なうま味を楽しんで

冬瓜とひき肉の
ショウガスープ

材料 2〜3人分

冬瓜 …… 150g
鶏ひき肉 …… 150g
タマネギ …… 1/2個(100g)
A［ ショウガ(千切り) …… 1かけ
　 ゴマ油 …… 小さじ2
B［ だし汁 …… 2カップ
　 酒 …… 1/4カップ
しょうゆ …… 小さじ2
塩 …… 小さじ1/4
スダチ(輪切り) …… 1個

つくり方

1 冬瓜は種とワタを除いて5cm角に切り、皮を切り落とす。タマネギは縦に薄切りにする。

2 鍋にAを入れて中火にかけ、香りが立ったらひき肉を加えて色が変わるまで炒める。

3 1を加えてさっと炒め、Bを加えてひと煮立ちさせ、アクを除く。しょうゆと塩を加えてフタをし、弱めの中火で10分ほど煮る。器に盛り、スダチをのせる。

MEMO カリウムが豊富な冬瓜は体内の熱を鎮めて、余分な水分を出してくれます。たっぷりのショウガを加えて、むくみにつながる冷えも改善

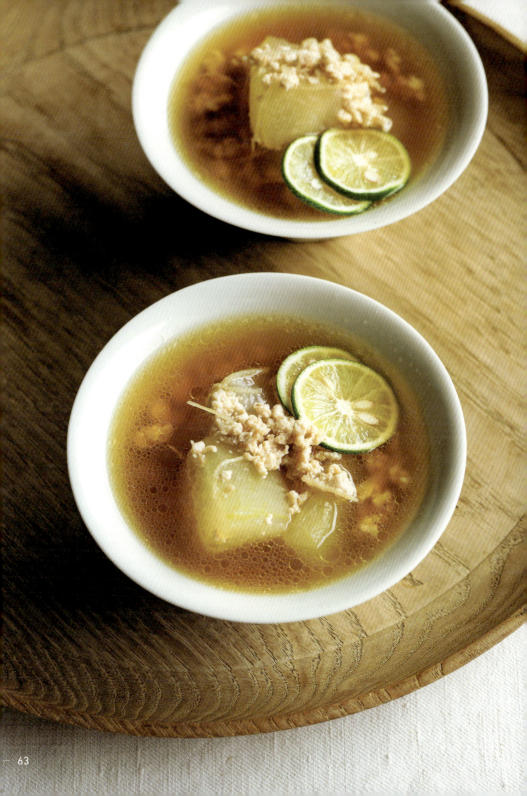

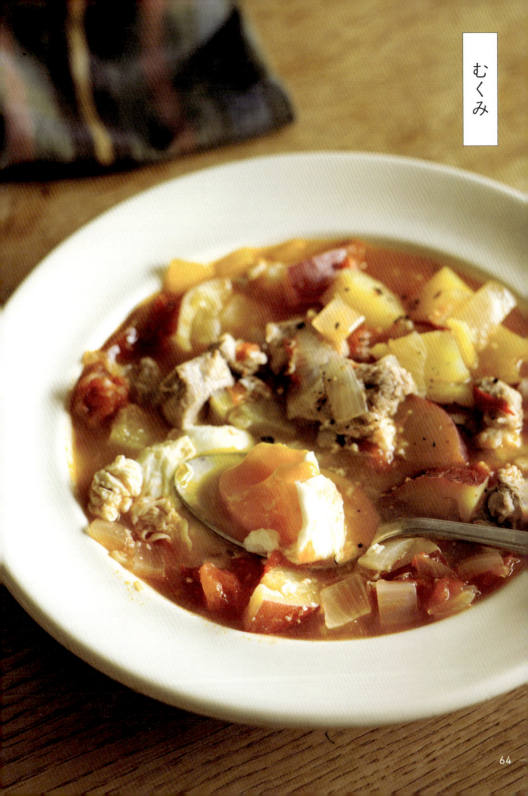

むくみ

うま味素材とスパイスでごちそう感たっぷり

トマトと豚ヒレの
クミンスープ

材料 2～3人分

トマト …… 大1個(200g)
豚ヒレ肉 …… 150g
タマネギ …… 1/2個(100g)
サツマイモ …… 150g
卵 …… 2個
塩 …… 適量
小麦粉 …… 小さじ1
A ┌ ニンニク(みじん切り) …… 1かけ
　│ クミンシード、オリーブオイル
　└ 　　…… 各小さじ2
B ┌ 白ワイン …… 1/4カップ
　└ 水 …… 1カップ
粗びきコショウ(黒) …… 少し

つくり方

1 トマト、タマネギは2cm角に切る。サツマイモは皮つきのまま2cm角に切り、水にさっとさらす。豚肉は2cm角に切って塩少しをふり、小麦粉をまぶす。

2 鍋にAを入れて弱火にかけ、香りが立ったら中火にして1の豚肉を加え、軽く焼き目がつくまで焼く。

3 1のタマネギを加えてさっと炒め、トマト、Bを加えてひと煮立ちさせ、アクを除く。フタをして弱めの中火で10分ほど煮る。

4 1のサツマイモと塩小さじ1/2を加えてさらに6分ほど煮たら、卵を割り入れて半熟状になるまでさらに3～4分煮る。器に盛り、コショウをふる。

MEMO／トマトのカリウムで体内の水分バランスがととのい、むくみを解消。塩分は控えめにし、体を温めて血流を促してくれるクミンで香りづけを

むくみ

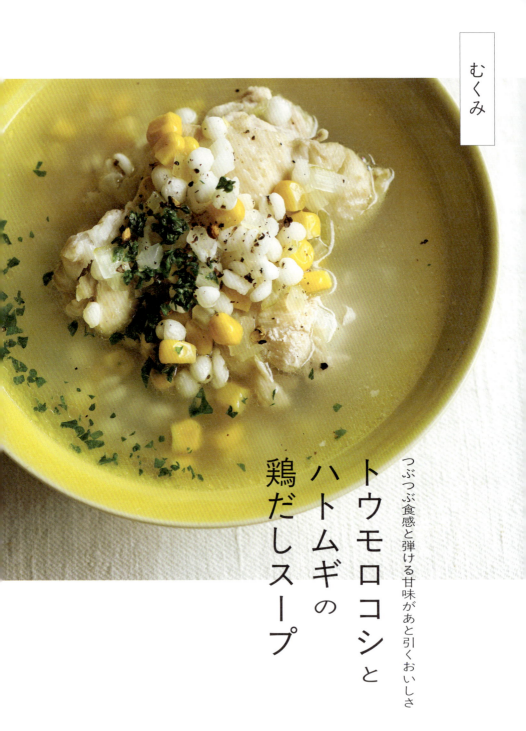

つぶつぶ食感と弾ける甘味があと引くおいしさ

トウモロコシとハトムギの鶏だしスープ

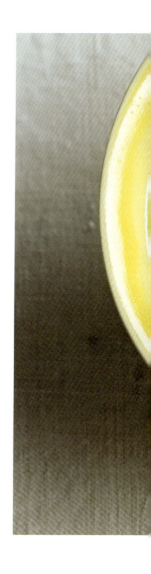

材料　2〜3人分

トウモロコシ …… 1本
ハトムギ(ゆでたもの) …… 80g
鶏手羽元 …… 4本
セロリ …… 1/2本(100g)
A ┌ 酒 …… 1/4カップ
　├ ニンニク(つぶす) …… 1かけ
　└ 水 …… 2カップ
塩 …… 小さじ1/2
パセリ(みじん切り)、粗びきコショウ(黒) …… 各少し

つくり方

1. 鍋に湯を沸かして手羽元を入れ、さっとゆでてザルに上げ、水気をふく。

2. トウモロコシは包丁で芯から実をそぎ落とす。セロリは筋を除いて粗みじん切りにする。

3. 鍋にA、1、2のセロリを入れて中火にかける。煮立ったらアクを除いてフタをし、弱めの中火で10分ほど煮る。トウモロコシ、ハトムギ、塩を加えてさらに7〜8分煮る。器に盛り、パセリとコショウをふる。

MEMO　カリウムが多くデトックス効果が高いトウモロコシとハトムギの組み合わせ。ハトムギには美肌をサポートしたり、胃腸をととのえる働きも

ほろ苦さと酸味のバランスが絶妙

ゴーヤーと梅干しのスープ

ほてり

体がほてるときは、体の熱を取ったり、体を冷やす食材がおすすめ。適度な水分補給も必要なので、スープにして食べるとより効果的

材料 2~3人分

ゴーヤー …… 1/3本(70g)
梅干し …… 2個
豚ロースしゃぶしゃぶ肉
　　…… 150g
タマネギ …… 1/2個(100g)
ミョウガ …… 2個
A ┌ だし汁 …… 2カップ
　└ 酒 …… 1/4カップ
しょうゆ …… 小さじ1

つくり方

1 ゴーヤーは縦半分に切って種とワタを除き、薄切りにして水に5分ほどさらす。タマネギは縦に薄切りにする。ミョウガは千切りにし、水にさっとさらして水気をきる。

2 鍋にA、1のタマネギを入れて梅干しをほぐして種ごと加え、中火にかける。煮立ったら弱火にし、豚肉を加えて火をとおし、器に豚肉だけを盛る。

3 再び中火にしてひと煮立ちさせ、アクを除く。1のゴーヤーを加えて2分ほど煮たら、しょうゆを加えてさっと混ぜる。2の器に盛り、ミョウガをのせる。

MEMO ゴーヤーとミョウガには、体内にこもった熱を除いてほてりを取る効果があります。豚肉と梅干しで、たまった疲れもすっきり解消

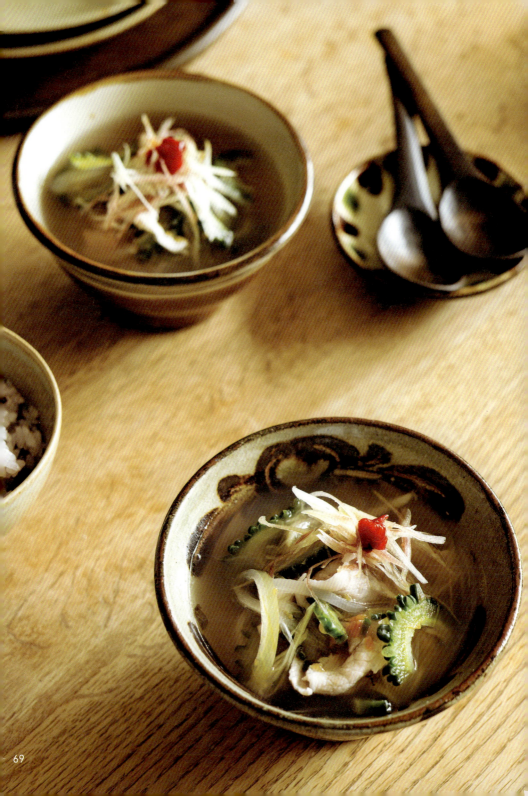

ほてり

具材の存在感が光るエスニックテイスト

ナスとアボカドの豆乳ナンプラースープ

材料 2〜3人分

ナス …… 2本(160g)
アボカド …… 1個
タマネギ …… $\frac{1}{2}$個(100g)
エビ(無頭・殻つき) …… 6尾
片栗粉 …… 適量
ニンニク(つぶす) …… 1かけ
無調整豆乳 …… $\frac{1}{2}$カップ
A［ だし汁 …… 1と$\frac{1}{2}$カップ
　　酒 …… $\frac{1}{4}$カップ
B［ ナンプラー、レモン汁
　　　　…… 各大さじ1
レモン(くし形切り) …… 適量
粗びきコショウ(黒) …… 少し

つくり方

1 ナスはヘタとガクを除いて乱切りにし、水にさっとさらす。タマネギは縦に薄切りにする。

2 アボカドは種と皮を除き、6等分に切る。エビは背ワタを除き、片栗粉をまぶして流水で洗う。

3 鍋にAと1のタマネギ、ニンニクを入れて中火にかけ、煮立ったらナスを加える。ひと煮立ちさせてフタをし、弱めの中火で5分ほど煮る。

4 弱火にして2を加え、3分ほど煮たらBと豆乳を加える。煮立つ直前で火を止めて器に盛り、レモンをのせ、コショウをふる。

MEMO 体を冷やす働きがあるナスとアボカドでほてりをクールダウン。豆乳に含まれる大豆イソフラボンもほてりの軽減に効果を発揮

70

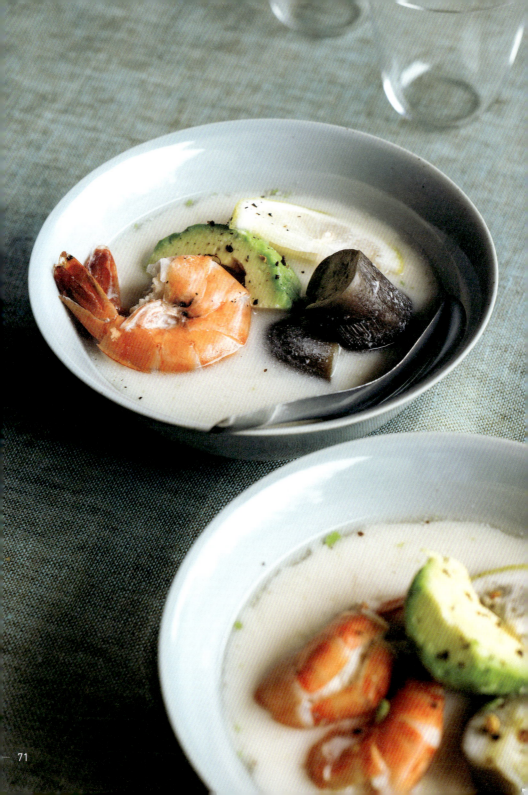

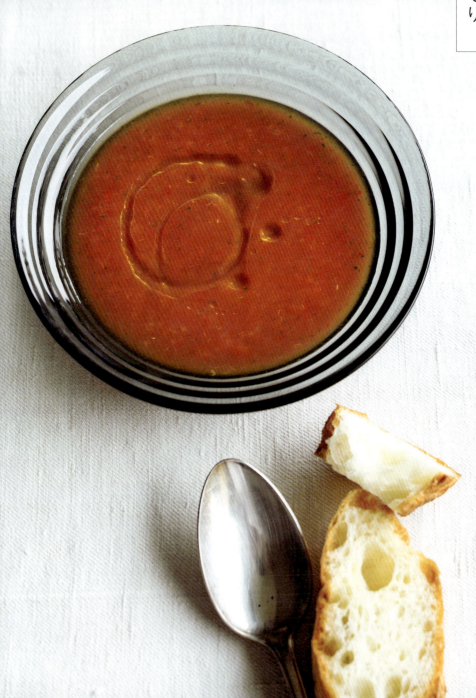

ほてり

サラダのような爽快感がくせになる！

ガスパチョ風
トマトスープ

材料 2～3人分

パプリカ(赤) …… $\frac{1}{4}$個
セロリ …… $\frac{1}{4}$本(50g)
キュウリ …… $\frac{1}{2}$本(50g)
トマトジュース(無塩) …… 180mL
A ┌ オリーブオイル …… 大さじ1
　│ ニンニク(すりおろす)
　│ …… $\frac{1}{2}$かけ
　└ 塩 …… 小さじ$\frac{1}{3}$
オリーブオイル …… 少し

つくり方

1 パプリカ、セロリ、キュウリはそれぞれ
すりおろし、トマトジュースと混ぜ合わ
せる。

2 1にAを加えて混ぜ、冷蔵庫で1～2時
間冷やす。器に盛り、オリーブオイルを
回しかける。

MEMO カリウムが豊富なトマトとキュウリが体を冷やし、ほてりやのぼせを解
消。セロリにも体の熱を取って気持ちを落ち着かせる作用があります

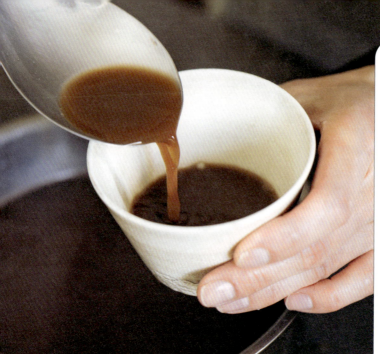

COLUMN

体いたわりドリンク

ちょっと疲れたときや体が冷えるとき、私が飲んでいるドリンクです。体にいいのはもちろんですが、飲み続けている理由はおいしいから！どれも手軽につくれるので、いつもの暮らしに取り入れてみてください

小豆汁

むくみが気になるときにおすすめなのが、小豆のゆで汁。小豆には体内の余分な水分を出してくれる作用があります。ゆで汁にも食物繊維やビタミンB_1、ポリフェノールなどが溶け出しているため、最後までありがたく飲み干します

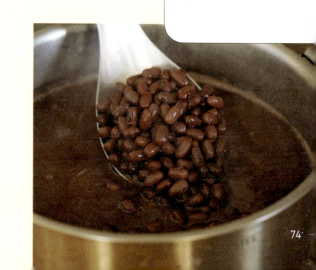

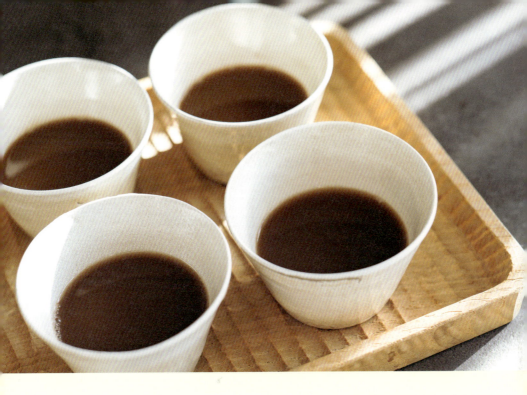

材料 つくりやすい分量

小豆 …… 100g
水 …… 適量

つくり方

1. 小豆は洗って鍋に入れ、たっぷりの水を加えて中火にかける。煮立ったら一度ゆでこぼす。

2. 再び鍋に1を入れてかぶるくらいの水を加え、弱めの中火でやわらかくなるまで30分ほどゆでる。

3. ザルを重ねたボウルに2を入れ、小豆とゆで汁を分ける。
   ＊ゆで汁は小分けにして冷凍すれば、約1か月保存できる。

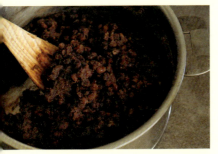

ゆでた小豆は大さじ3〜4の砂糖（または黒砂糖）を加え、弱めの中火でトロリとするまで煮ると、甘さ控えめのおいしいあんこに

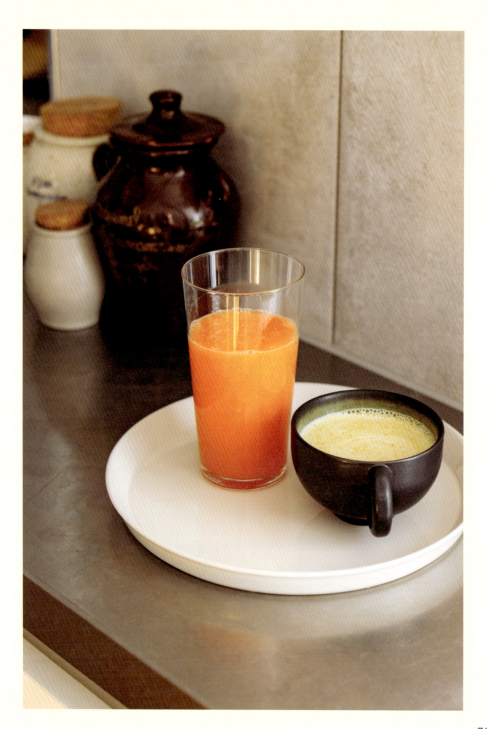

ショウガスパイス豆乳

豆乳には女性ホルモンのバランスをととのえてくれる大豆イソフラボンがたっぷり。私はいつも体を温めたり、消化にいいスパイスと一緒に楽しんでいます。豆乳は沸騰させると分離するので、フツフツする程度に温めて

材料 1人分

無調整豆乳 …… $\frac{3}{4}$ カップ
ジンジャーパウダー、シナモンパウダー、
　ターメリックパウダー …… 各小さじ $\frac{1}{4}$
メープルシロップ(好みで) …… 適量

つくり方

鍋に豆乳を入れて温め、すべてのスパイスを加えて混ぜる。好みでメープルシロップを加える。

ニンジンジュース

毎朝欠かさずに飲んでいる、私にとってお守りのようなジュース。抗酸化作用のあるニンジンが免疫力を高めてくれます。リンゴの甘さとレモンの酸味を加えて甘酸っぱくするのが好み

材料 2人分

ニンジン …… 1本
リンゴ …… 1個
レモン(国産) …… 1個

つくり方

ニンジン、リンゴ、レモンはそれぞれ皮つきのまま適度な大きさに切る。ジューサーにすべて入れて絞り、できたてを飲む。

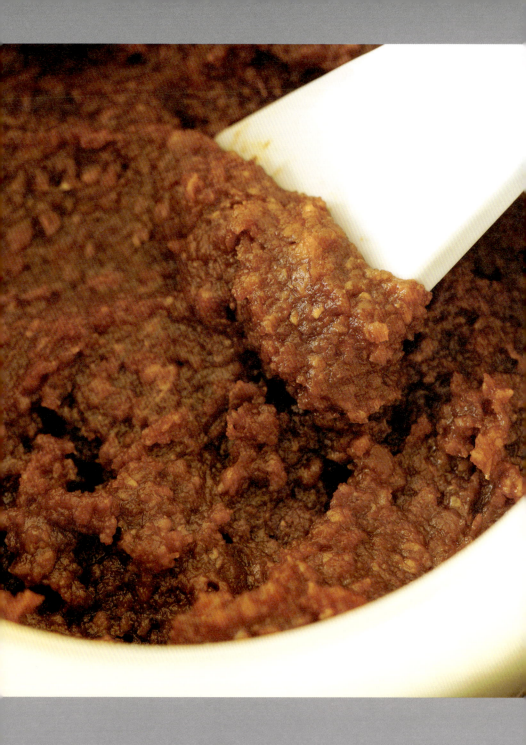

季節ごとに食べたい薬膳みそ汁

PART 2

気や血の巡りをよくする働きがあるみそ汁は、日々の体をととのえてくれる養生食。旬の素材のもち味を丁寧に生かしてつくることで、それぞれの時季にしかない繊細な香りや食感が楽しめます

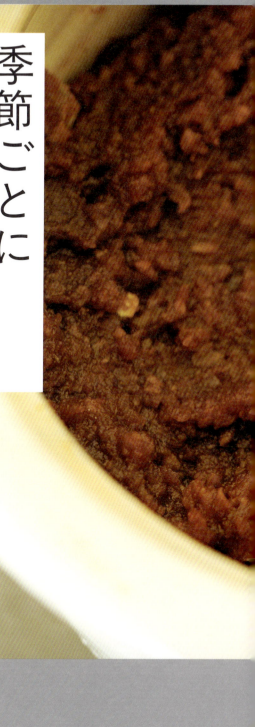

春のみそ汁

体が少しずつ目覚める春は、毒出しの季節。冬の間にため込んだ老廃物を出してくれる食材を積極的に取り入れることで体調が上向きに

ほろ苦い香りが際立つよう、潔くシンプルに

菜の花のみそ汁

材料 2人分

菜の花 …… 100g
塩 …… 少し
だし汁 …… 1と½カップ
ショウガの絞り汁 …… 小さじ1
みそ …… 大さじ1と½

つくり方

1 菜の花は塩を加えた熱湯で1分30秒ほどゆでる。冷水に取って水気を絞り、2cm長さに切る。

2 鍋にだし汁を入れて中火にかけ、煮立ったらショウガの絞り汁と1を加え、ひと煮立ちさせる。みそを溶き入れ、フツフツしてきたら火を止める。

MEMO 菜の花には気や血の巡りをよくする働きがあり、新生活にまつわるストレス軽減に効果を発揮。豊富なカロテンで免疫力もアップ

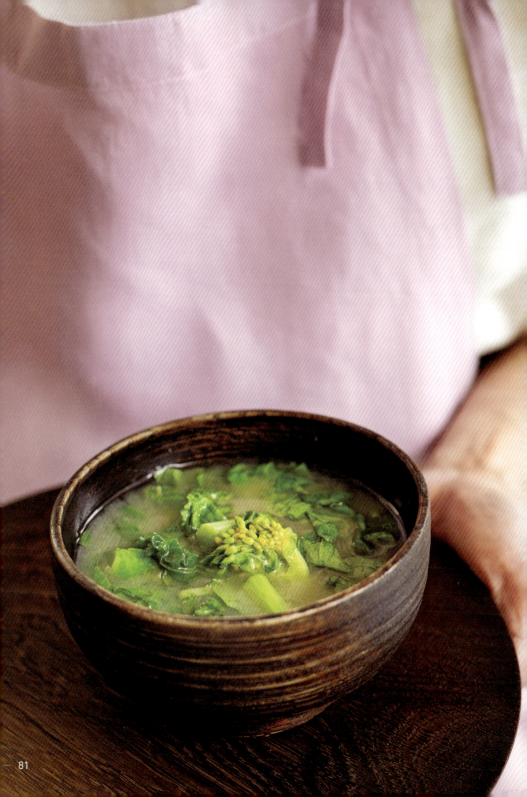
81

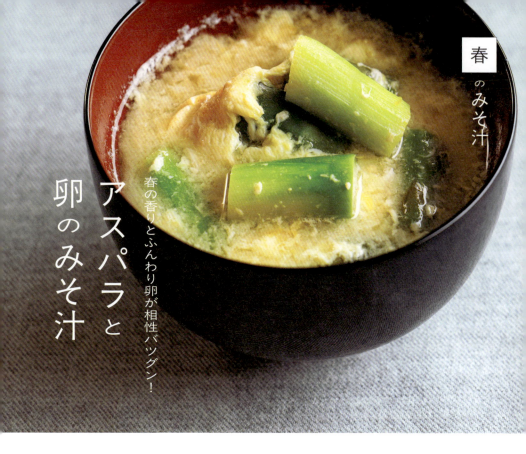

アスパラと卵のみそ汁

春のみそ汁

春の香りとふんわり卵が相性バツグン！

材料 2人分

グリーンアスパラ …… 2本
溶き卵 …… 2個分
だし汁 …… 1と1/2カップ
みそ …… 大さじ1と1/2

つくり方

1 アスパラは根元のかたい部分の皮をむき、3cm長さに切る。

2 鍋にだし汁と1を入れて中火にかけ、煮立ったらフタをして弱めの中火で2分ほど煮る。

3 みそを溶き入れ、フツフツとしてきたら溶き卵を回し入れ、卵に火がとおるまで煮る。

MEMO　アスパラに含まれるアスパラギン酸の疲労回復効果で心身ともに元気に。卵には気や血を補って気持ちを安定させる働きが期待できます

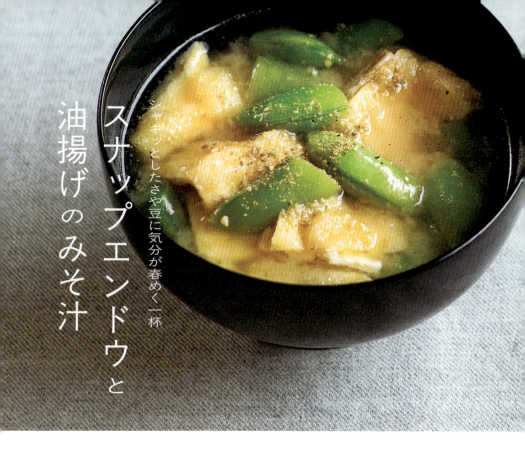

スナップエンドウと油揚げのみそ汁

シャキッとしたさや豆に気分が春めく一杯

材料 2人分

スナップエンドウ …… 8本
油揚げ …… 1枚
だし汁 …… 1と1/2カップ
みそ …… 大さじ1と1/2
粉山椒 …… 少し

つくり方

1. スナップエンドウはヘタと筋を除き、3等分に切る。油揚げは熱湯を回しかけて油抜きをし、ひと口大の三角形に切る。

2. 鍋にだし汁と1の油揚げを入れて中火にかけ、煮立ったらスナップエンドウを加えて2分ほど煮る。みそを溶き入れ、フツフツしてきたら火を止める。器に盛り、粉山椒をふる。

MEMO / 弾ける食感とほのかな甘味をもつスナップエンドウが、胃腸を優しくケアして食欲を刺激。コク出しの油揚げで良質なたんぱく質もプラス

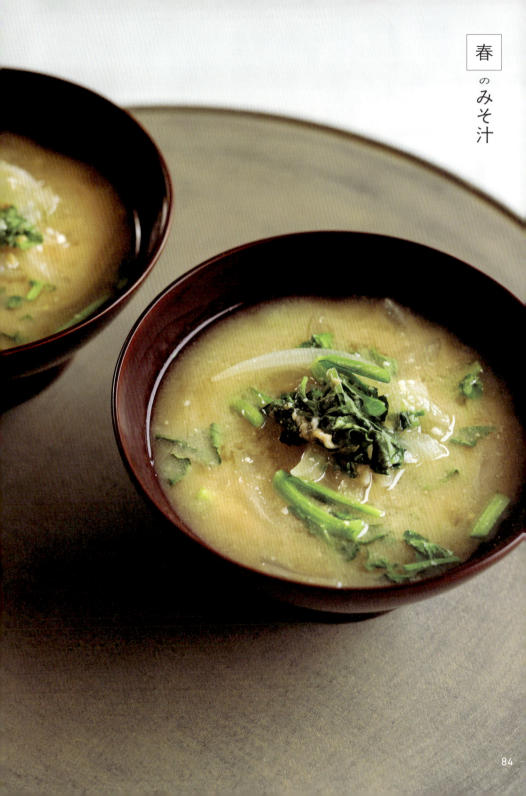

春のみそ汁

季節の素材を生かして体が目覚める一杯に

新タマネギと
クレソンのみそ汁

材料 2人分

新タマネギ …… $\frac{1}{2}$ 個
クレソン …… 1束(50g)
だし汁 …… 1と $\frac{1}{2}$ カップ
みそ …… 大さじ1と $\frac{1}{2}$

つくり方

1 新タマネギは縦に薄切りにする。クレソン
　は葉と茎に分け、茎は5mm長さに切り、葉
　はざく切りにする。

2 鍋にだし汁と1の新タマネギを入れて中
　火にかけ、煮立ったらフタをして弱めの中
　火で5分ほど煮る。クレソンの茎を加えて
　みそを溶き入れ、さっと煮たら火を止め、
　クレソンの葉を加える。

MEMO 　新タマネギが気や血の巡りをよくして胃腸の働きも改善。ほろ苦い香り
のクレソンは体内の熱を鎮めたり、水分の代謝を高める働きがあります

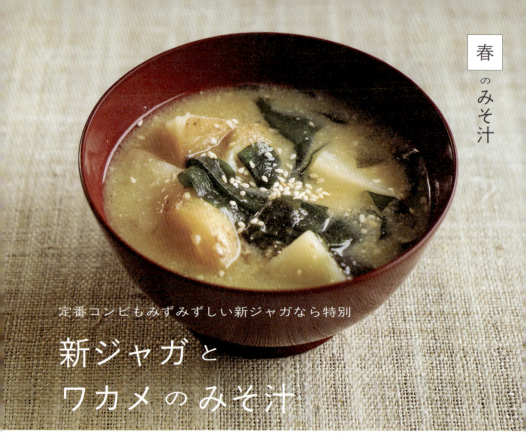

春のみそ汁

定番コンビもみずみずしい新ジャガなら特別

新ジャガと
ワカメのみそ汁

材料 2人分

新ジャガイモ …… 150g
生ワカメ …… 80g
だし汁 …… 1と1/2カップ
みそ …… 大さじ1と1/2
いりゴマ(白) …… 適量

つくり方

1 新ジャガはよく洗い、皮つきのまま2〜4等分に切り、水にさっとさらす。ワカメは食べやすい大きさに切る。

2 鍋にだし汁と1の新ジャガを入れて中火にかける。煮立ったらフタをして弱めの中火で8分ほど煮る。

3 1のワカメを加え、2分ほど煮たらみそを溶き入れ、フツフツしてきたら火を止める。器に盛り、ゴマをふる。

MEMO 新ジャガは皮ごと食べることで食物繊維が取れて胃腸が丈夫に。ワカメは体内の余分な水分を排出し、便秘の解消にひと役買ってくれます

86

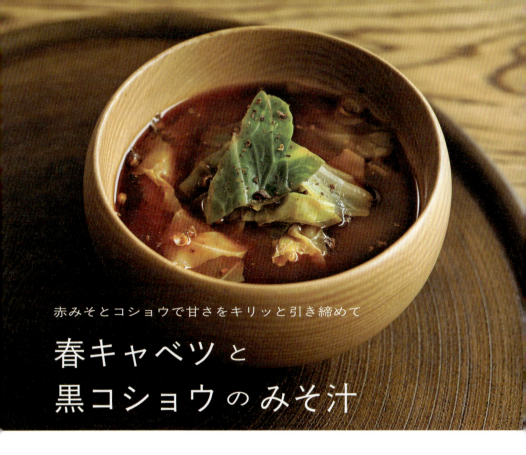

赤みそとコショウで甘さをキリッと引き締めて

春キャベツと黒コショウのみそ汁

材料 2人分

春キャベツ …… 100g
だし汁 …… 1と1/2カップ
赤みそ …… 大さじ1と1/2
粗びきコショウ(黒) …… 適量

つくり方

1. 鍋にだし汁とちぎった春キャベツを入れ、中火にかける。煮立ったらフタをして弱めの中火で5分ほど煮る。

2. 赤みそを溶き入れ、フツフツしてきたら火を止める。器に盛り、コショウをたっぷりとふる。

MEMO / 解毒作用があり、胃腸を保護してくれる春キャベツは、この時季の体調管理にぴったり。仕上げには血行を促進して胃を温めてくれる黒コショウを

夏のみそ汁

体がほてりやすい夏は、体内の熱を冷ましてくれる野菜を中心に。食欲が落ちないよう、香りや食感をプラスして味に変化をつけて

フレッシュな味わいで夏らしさ全開

トマトと
ミョウガのみそ汁

材料 2人分

トマト …… 大1個(200g)
ミョウガ …… 1個
だし汁 …… 1と$\frac{1}{2}$カップ
みそ …… 大さじ1と$\frac{1}{2}$

つくり方

1 トマトはくし形に切る。ミョウガは千切りにし、水にさっとさらして水気をきる。

2 鍋にだし汁を入れて中火にかけ、煮立ったら1のトマトを加える。ひと煮立ちさせてみそを溶き入れ、フツフツしてきたら火を止める。器に盛り、ミョウガをのせる。

MEMO / 主役のトマトが体内にこもった熱を下げて、イライラやのぼせを解消。ミョウガのさわやかな香りが食欲を増進するので夏バテにもおすすめ

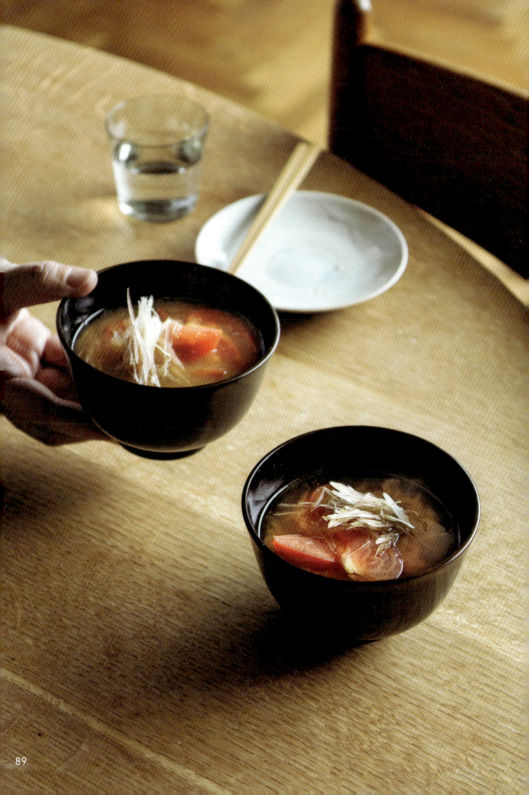

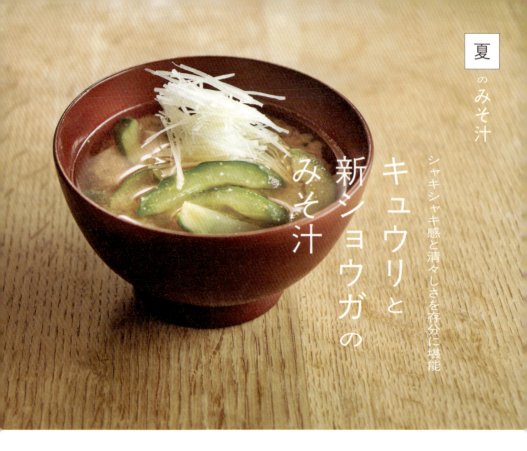

夏のみそ汁

キュウリと新ショウガのみそ汁

シャキシャキ感と清々しさを存分に堪能

材料 2人分

キュウリ …… 1本（100g）
新ショウガ …… 15g
だし汁 …… 1と1/2カップ
みそ …… 大さじ1と1/2

つくり方

1 キュウリは縦半分に切ってスプーンで種を除き、斜め1cm幅に切る。新ショウガは皮をこそげて千切りにし、水にさっとさらして水気をきる。

2 鍋にだし汁を入れて中火にかけ、煮立ったら1のキュウリを加える。ひと煮立ちさせ、1分ほど煮たらみそを溶き入れ、フツフツしてきたら火を止める。器に盛り、新ショウガをのせる。

MEMO / 水分が多いキュウリには利尿作用があり、むくみの改善が期待できます。新陳代謝を促してくれる新ショウガで体の巡りを改善

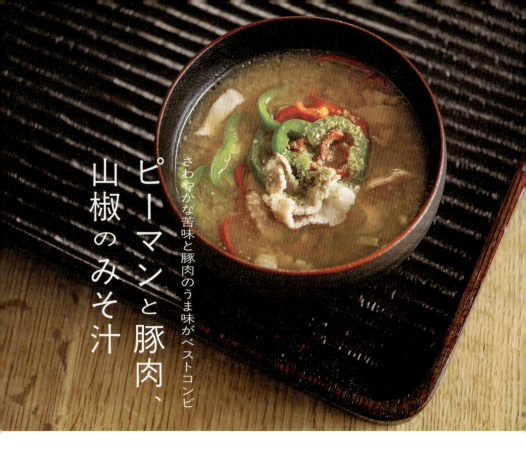

ピーマンと豚肉、山椒のみそ汁

さわやかな苦味と豚肉のうま味がベストコンビ

材料 2人分

ピーマン(赤、緑) …… 各1個
豚バラ薄切り肉 …… 50g
塩 …… 少し
だし汁 …… 1と1/2カップ
みそ …… 大さじ1と1/2
粉山椒 …… 少し

つくり方

1 ピーマンはヘタと種を除き、5mm幅の輪切りにする。豚肉は細切りにし、塩をふる。

2 鍋にだし汁を入れて中火にかけ、煮立ったら1を加える。ひと煮立ちさせてアクを除き、みそを溶き入れ、フツフツしてきたら火を止める。器に盛り、粉山椒をふる。

MEMO / 胃腸の働きをスムーズにするピーマンと疲労回復効果のある豚肉を合わせることで、夏バテを予防。香りづけの山椒で体を中から温めて

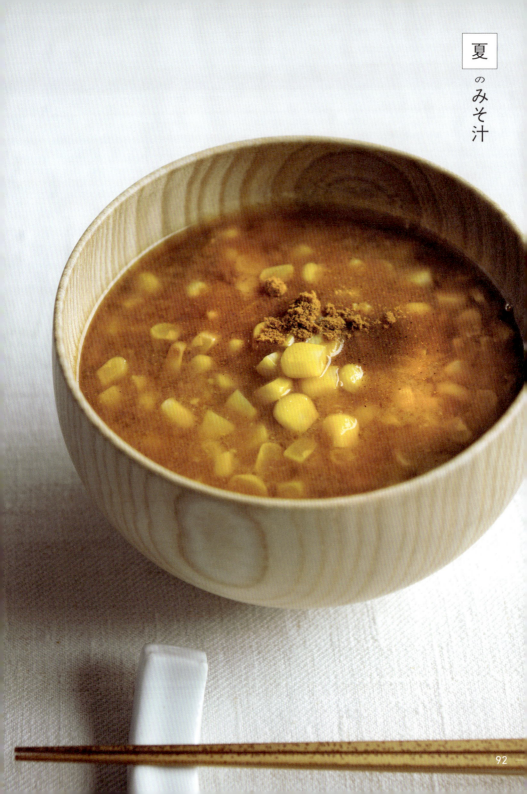

夏 のみそ汁

92

みずみずしい甘さとスパイスの風味が食欲を刺激

トウモロコシの
カレーみそ汁

材料 2人分

トウモロコシ …… 1本
カレー粉 …… 小さじ $\frac{1}{2}$
だし汁 …… 1と $\frac{1}{2}$ カップ
みそ …… 大さじ1と $\frac{1}{2}$

つくり方

1 トウモロコシは包丁で芯から実をそぎ落とす。

2 鍋にだし汁と1を入れて中火にかけ、煮立ったら2分ほど煮る。みそを溶き入れてカレー粉を加え、フツフツしてきたら火を止める。器に盛り、カレー粉少し（分量外）をふる。

MEMO トウモロコシは体内の余分な水分を排出し、胃腸の働きと消化を助けてくれます。スパイスをミックスしたカレー粉も消化促進に効果あり

夏のみそ汁

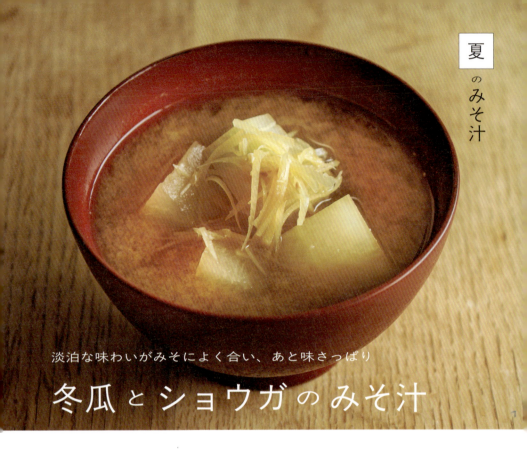

淡白な味わいがみそによく合い、あと味さっぱり

冬瓜とショウガのみそ汁

材料 2人分

冬瓜 …… 120g
ショウガ …… 1かけ
だし汁 …… 1と1/2カップ
みそ …… 大さじ1と1/2

つくり方

1 冬瓜は種とワタを除いて皮をむき、ひと口大に切る。ショウガは千切りにする。

2 鍋にだし汁と1を入れて中火にかけ、煮立ったら2分ほど煮る。みそを溶き入れ、フツフツしてきたら火を止める。

MEMO　利尿作用に優れた冬瓜は、湿気によるむくみやほてりの改善に効果的。さらに体に潤いをプラスする働きも。ほぼ水分なのでカロリーも低めです

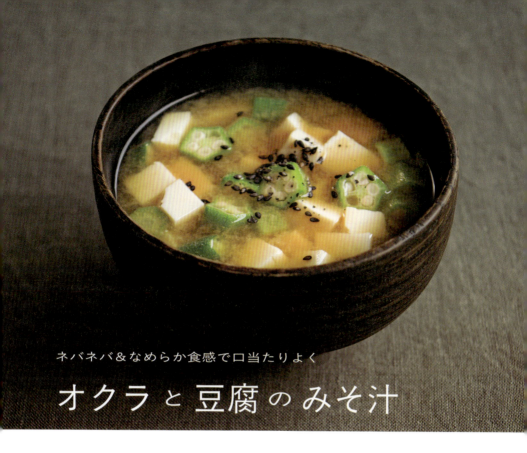

ネバネバ&なめらか食感で口当たりよく

オクラと豆腐のみそ汁

材料 2人分

オクラ …… 3本
豆腐(絹ごし) …… 1/2丁
塩 …… 少し
だし汁 …… 1と1/2カップ
みそ …… 大さじ1と1/2
いりゴマ(黒) …… 少し

つくり方

1 オクラは塩をまぶしてまな板の上で転がし、板ずりする。さっと洗ってガクとヘタを除き、7〜8mm幅の輪切りにする。豆腐はさいの目切りにする。

2 鍋にだし汁を入れて中火にかけ、煮立ったら1を加える。ひと煮立ちさせ、2分ほど煮たらみそを溶き入れ、フツフツしてきたら火を止める。器に盛り、ゴマをふる。

MEMO / オクラ特有のネバネバ成分が胃の粘膜を保護して消化を促進。体内の熱を鎮めて潤いをアップする豆腐と合わせ、夏バテに負けない体に

秋のみそ汁

夏の疲れが出やすいこの時季は、根菜やイモ類でエネルギーと気を補って。キノコなどの食物繊維で腸内環境をととのえることも大切です

2種のキノコと練りゴマで香り豊かに

たっぷりキノコの ネギゴマ汁

材料 2人分

シメジ …… 50g
エリンギ …… 50g
だし汁 …… 1と$\frac{1}{2}$カップ
A〔 みそ …… 大さじ1と$\frac{1}{2}$
  練りゴマ(白) …… 小さじ2
万能ネギ(小口切り) …… 2本
いりゴマ(白) …… 少し

つくり方

1 シメジは石づきを除き、食べやすくほぐす。エリンギは薄切りにする。

2 鍋にだし汁と1を入れて中火にかけ、煮立ったらフタをして弱めの中火で2分ほど煮る。合わせたAを溶き入れ、フツフツしてきたら火を止める。器に盛り、万能ネギとゴマを散らす。

MEMO / 食物繊維が豊富なキノコ類で腸の働きをスムーズに。免疫力を高めたり、風邪の予防にも役立ちます。たっぷりのゴマで潤いもプラス

96

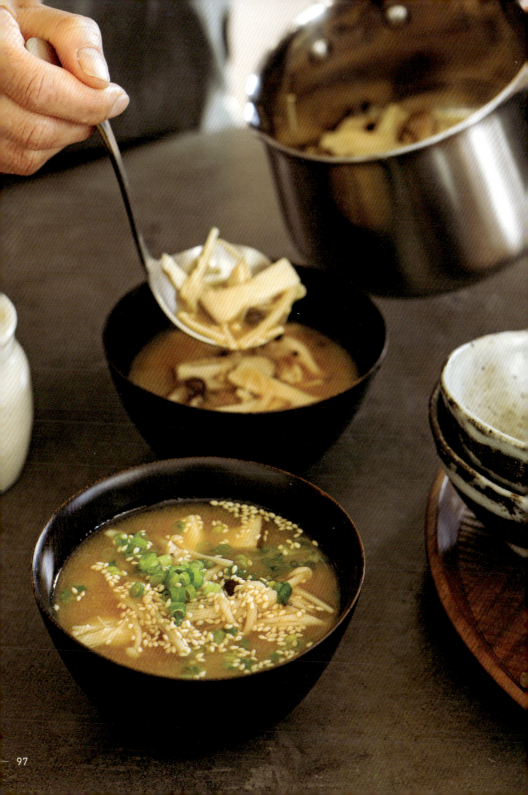

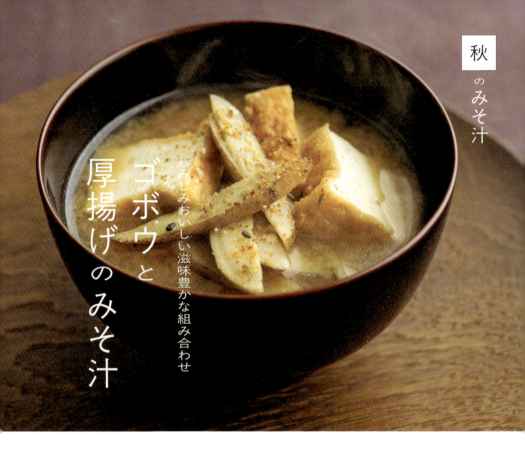

ゴボウと厚揚げのみそ汁

秋のみそ汁

しみじみおいしい滋味豊かな組み合わせ

材料 2人分

- ゴボウ …… 1/4本(50g)
- 厚揚げ …… 150g
- だし汁 …… 1と3/4カップ
- みそ …… 大さじ1と1/2
- 七味唐辛子 …… 少し

つくり方

1. ゴボウはよく洗って縦半分に切り、5mm幅の斜め切りにする。厚揚げは8等分に切る。

2. 鍋にだし汁と1のゴボウを入れて中火にかけ、煮立ったらアクを除き、フタをして弱めの中火で6分ほど煮る。厚揚げを加えてさらに2分ほど煮たら、みそを溶き入れ、フツフツしてきたら火を止める。器に盛り、七味唐辛子をふる。

MEMO 気の巡りをよくするゴボウで夏の疲れを回復。たっぷりの食物繊維が便通改善にもひと役。厚揚げと合わせると栄養バランスもととのいます

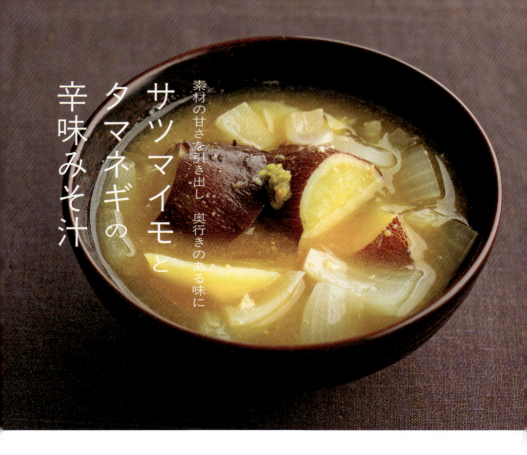

サツマイモとタマネギの辛味みそ汁

素材の甘さを引き出し、奥行きのある味に

材料 2人分

- サツマイモ …… 100g
- タマネギ …… 1/4個(50g)
- だし汁 …… 1と1/2カップ
- A [みそ …… 大さじ1と1/2
-   [豆板醤 …… 小さじ1/2
- ユズコショウ …… 少し

つくり方

1 サツマイモは皮つきのままひと口大に切り、水にさっとさらす。タマネギは縦に薄切りにする。

2 鍋にだし汁と1を入れて中火にかけ、煮立ったらアクを除き、フタをして弱めの中火で5分ほど煮る。合わせたAを溶き入れ、フツフツしてきたら火を止める。器に盛り、ユズコショウをのせる。

MEMO / サツマイモにたっぷり含まれる食物繊維は腸内環境の改善に最適。皮ごと食べることで、抗酸化作用のあるポリフェノールも取れます

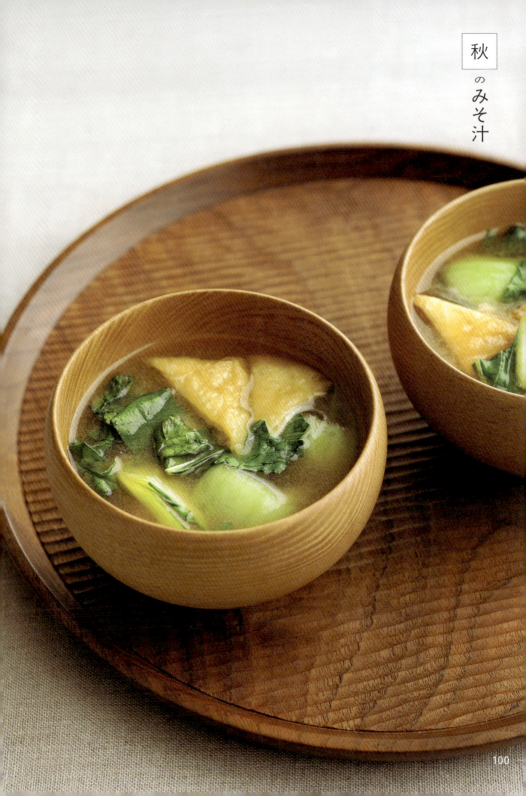

秋のみそ汁

コクのある油揚げがあっさり野菜と相性よし！

チンゲンサイと
油揚げのみそ汁

材料 2人分

チンゲンサイ …… 1株
油揚げ …… 1枚
だし汁 …… 1と$\frac{1}{2}$カップ
みそ …… 大さじ1と$\frac{1}{2}$
ショウガ（すりおろす）…… 1かけ

つくり方

1 チンゲンサイは茎と葉に分け、茎はひと口大のそぎ切り、葉はざく切りにする。油揚げは熱湯を回しかけて油抜きし、ひと口大の三角形に切る。

2 鍋にだし汁と1の油揚げを入れて中火にかけ、煮立ったらチンゲンサイを加え、ひと煮立ちさせる。みそを溶き入れてショウガを加え、フツフツしてきたら火を止める。

MEMO／チンゲンサイは血の巡りをよくするほか、イライラを抑えて気持ちを落ち着かせる効果も期待できます。油揚げを加えると栄養バランスが充実

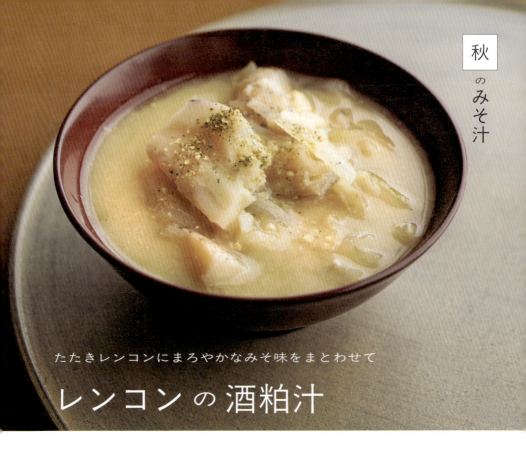

秋のみそ汁

たたきレンコンにまろやかなみそ味をまとわせて

レンコンの酒粕汁

材料 2人分

レンコン …… 120g
だし汁 …… 1と3/4カップ
A ┌ みそ、酒粕
　 └ …… 各大さじ1と1/2
粉山椒 …… 少し

つくり方

1. レンコンはよく洗って1.5cm厚さの半月切りにし、水にさっとさらす。

2. 鍋にだし汁と1を入れて中火にかけ、煮立ったらフタをして弱めの中火で8分ほど煮る。合わせたAをだし汁少し（分量外）で溶いて鍋に加え、フツフツしてきたら火を止める。器に盛り、粉山椒をふる。

MEMO／粘り気のあるレンコンは、粘膜を保護する働きがあり、のどの痛みによいとされます。食物繊維を多く含む酒粕と組み合わせて腸活を促進

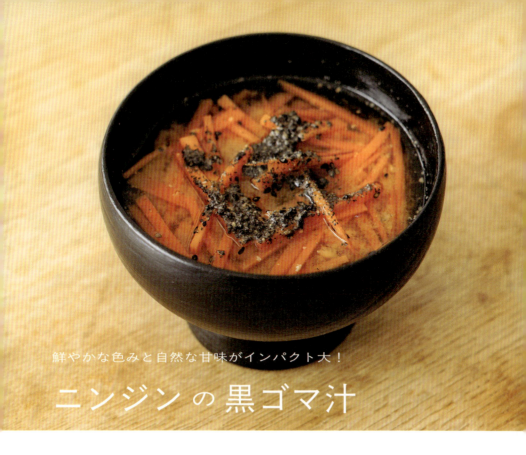

鮮やかな色みと自然な甘味がインパクト大!

ニンジンの黒ゴマ汁

材料 2人分

ニンジン …… 1/2本(70g)
だし汁 …… 1と1/2カップ
みそ …… 大さじ1と1/2
すりゴマ(黒) …… 大さじ1

つくり方

1 ニンジンは4～5cm長さの細切りにする。

2 鍋にだし汁と1を入れて中火にかけ、煮立ったらフタをして弱めの中火で6分ほど煮る。みそを溶き入れ、フツフツしてきたら火を止める。器に盛り、ゴマをふる。

MEMO / ニンジンのビタミンAは目の乾燥やかすみに効果的。消化を助けて胃腸をすこやかに保つ働きも。たっぷりの黒ゴマで免疫力もアップ

冬のみそ汁

寒さに負けないよう、体を温めて巡りをよくする食材を取り入れて。消化がよく胃腸に優しい大根や白菜などの冬野菜もたっぷりと

野菜ひとつで十分満足のシンプル豚汁

白菜 と 豚肉 の みそ汁

材料 2人分

白菜 …… 80g
豚バラ薄切り肉 …… 80g
だし汁 …… 1と½カップ
みそ …… 大さじ1と½
七味唐辛子 …… 少し

つくり方

1 白菜はラップで包み、電子レンジ（600W）で2分加熱する。粗熱が取れたら水気を絞り、手前から巻いて2～3等分に切る。豚肉はひと口大に切る。

2 鍋にだし汁を入れて中火にかけ、煮立ったら1を加える。ひと煮立ちさせてアクを除き、弱火で2分ほど煮る。みそを溶き入れ、フツフツしてきたら火を止める。器に盛り、七味唐辛子をふる。

MEMO／体に潤いを与えてくれる白菜は冬の乾燥対策にぴったり。疲労回復に効果があるとされる豚肉も加えて、寒さで縮こまった体を元気に

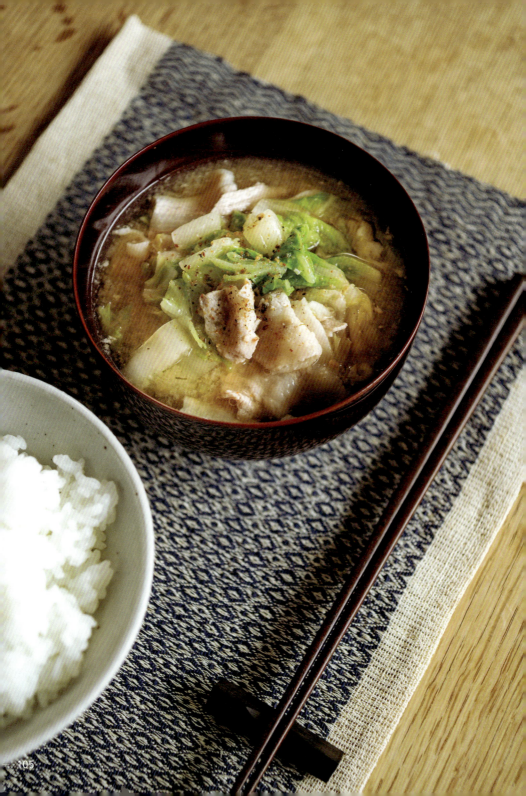

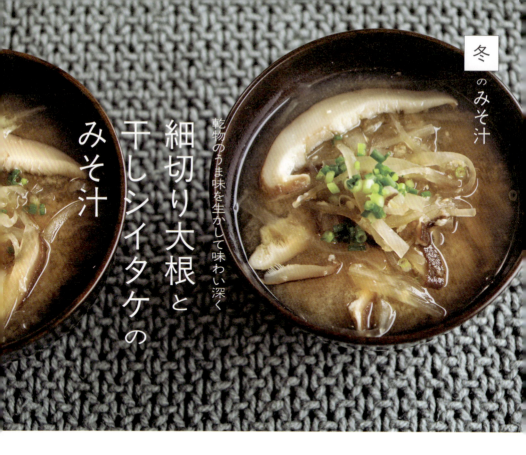

冬のみそ汁

細切り大根と干しシイタケのみそ汁

乾物のうま味を生かして味わい深く

材料 2人分

大根 …… 100g
干しシイタケ(薄切り) …… 5g
だし汁 …… 2カップ
みそ …… 大さじ1と1/2
万能ネギ(小口切り) …… 少し

つくり方

1 干しシイタケはさっと洗い、だし汁を入れた鍋に加えて30分おく。

2 大根は細切りにして1に加え、中火にかける。煮立ったらフタをして弱めの中火で7分ほど煮る。みそを溶き入れ、フツフツしてきたら火を止める。器に盛り、万能ネギを散らす。

MEMO　大根は健胃作用があり、消化不良や胃もたれなどにも効果が期待できます。干しシイタケはビタミンDや食物繊維、カリウムなどがたっぷり

セリと油揚げのみそ汁

さっと煮ることで際立つ香りが決め手

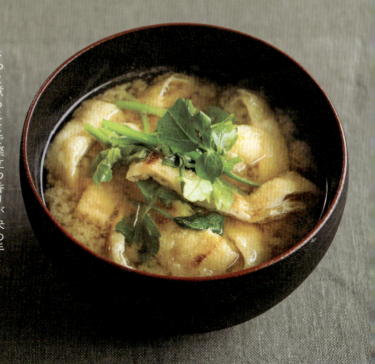

材料 2人分

セリ …… 40g
油揚げ …… 1枚
だし汁 …… 1と1/2カップ
みそ …… 大さじ1と1/2

つくり方

1. セリは5cm長さに切る。油揚げはフライパンでさっと焼いて1cm幅に切る。

2. 鍋にだし汁と1の油揚げを入れて中火にかけ、煮立ったらセリを加えてさっと煮る。みそを溶き入れ、フツフツしてきたら火を止める。

MEMO　体にこもった熱を取って水分の代謝を高めてくれるセリは、春に備えて食べたいデトックス野菜。さわやかな香りにはリラックス効果も

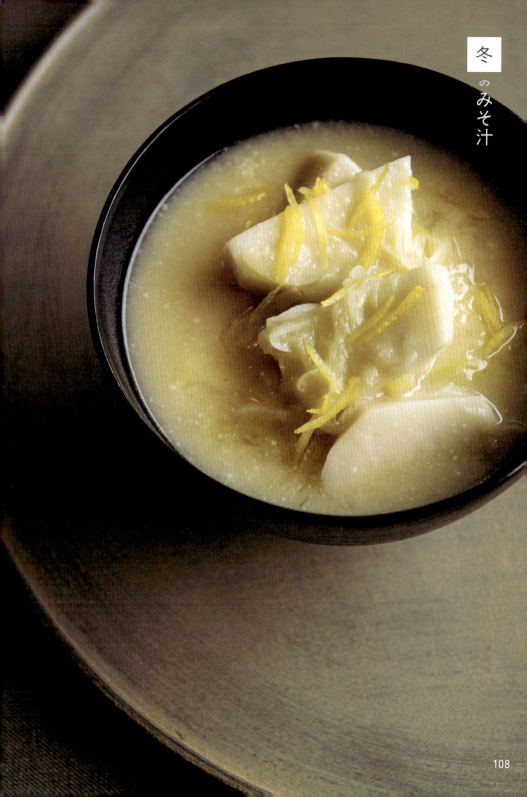

冬のみそ汁

ねっとり食感にほんのり甘い白みそがぴったり

サトイモとユズの白みそ汁

材料 2人分

サトイモ …… 3個(180g)
長ネギ …… 1/2本(100g)
塩 …… 適量
だし汁 …… 2カップ
白みそ …… 大さじ3
薄口しょうゆ …… 小さじ2
ユズの皮(細切り) …… 少し

つくり方

1 サトイモは皮をむいて大きめのひと口大に切り、ボウルに入れる。塩をまぶしてもみ洗いし、流水で洗う。長ネギは斜め薄切りにする。

2 鍋にだし汁と1を入れて中火にかけ、煮立ったらフタをして弱めの中火で7分ほど煮る。白みそを溶き入れて薄口しょうゆを加え、フツフツしてきたら火を止める。器に盛り、ユズの皮を散らす。

MEMO　サトイモのヌメリは食物繊維の一種で、胃腸の働きをすっきりととのえてくれます。気の巡りを促す効果があるとされるユズの香りを添えて

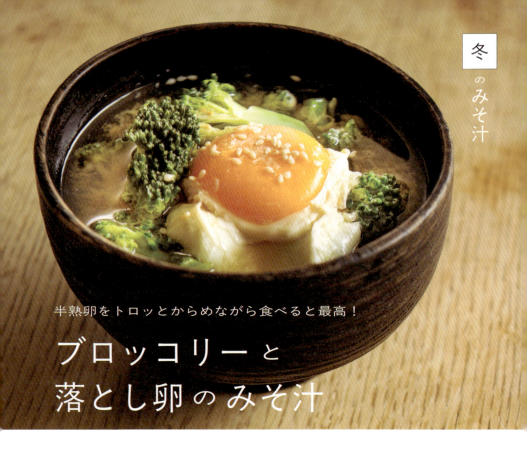

冬 のみそ汁

半熟卵をトロッとからめながら食べると最高！

ブロッコリーと落とし卵のみそ汁

材料 2人分

ブロッコリー …… 100g
卵 …… 2個
だし汁 …… 1と1/2カップ
みそ …… 大さじ1と1/2
いりゴマ（白）…… 少し

つくり方

1 ブロッコリーは小房に分け、縦4等分に切る。

2 鍋にだし汁と1を入れて中火にかけ、煮立ったら弱めの中火にし、卵を割り入れる。フタをして3分ほど煮たら、みそを溶き入れ、フツフツしてきたら火を止める。器に盛り、ゴマをふる。

MEMO / ブロッコリーは胃腸の働きを強化して体を丈夫にするほか、高い抗酸化作用も期待できます。卵と組み合わせれば、栄養価もぐんと上昇

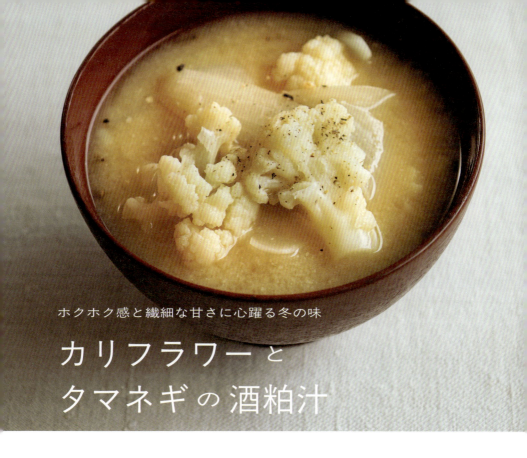

ホクホク感と繊細な甘さに心躍る冬の味

カリフラワーとタマネギの酒粕汁

材料 2人分

カリフラワー …… 100g
タマネギ …… 1/4個(50g)
だし汁 …… 2カップ
酒粕 …… 大さじ1
みそ …… 大さじ1と1/2
粗びきコショウ(黒) …… 少し

つくり方

1 カリフラワーは小房に分ける。タマネギは縦に薄切りにする。

2 鍋にだし汁と1を入れて中火にかけ、煮立ったらフタをして弱めの中火で8分ほど煮る。酒粕を加えてひと煮立ちさせ、みそを溶き入れ、フツフツしてきたら火を止める。器に盛り、コショウをふる。

MEMO / カリフラワーは疲れた胃腸に優しく作用し、食欲を促してくれます。豊富なビタミンCが免疫力を高めてくれるので風邪予防にもおすすめ

COLUMN

スープと合わせて食べたいご飯

体に優しいスープと一緒に食べるなら、ご飯のおいしさにもこだわりたい。軽く食事をすませたいときは、スープとご飯だけの献立が私の定番です

梅ご飯

梅干しづくりは私のライフワーク。自家製の酸っぱい梅干しを入れたご飯をよく炊きます。お米のほのかな甘味と梅の酸味のバランスがよく、どんなスープに合わせても不思議としっくりなじみます

材料とつくり方

つくりやすい分量

米1合を洗って鍋に入れ、梅干し1個を加え、普通に水加減をして炊く。炊き上がったら、梅干しをくずしながらさっくりと混ぜ、梅干しの種を取り除く。

雑穀ご飯

いつものご飯に雑穀を加えて炊くだけで、無理なく栄養が取れて味わいも深まります。私が愛用しているのは雑穀ミックス。プチプチとした食感がアクセントになり、最後まで食べ飽きません

材料とつくり方

つくりやすい分量

雑穀ミックス大さじ1はかぶるくらいの水に最低1時間浸す。米1合を洗って鍋に入れ、雑穀ミックスを加えて普通に水加減をして炊く。

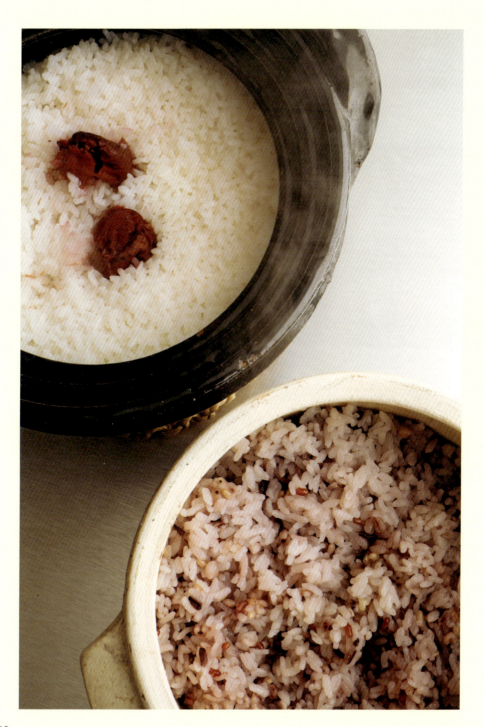

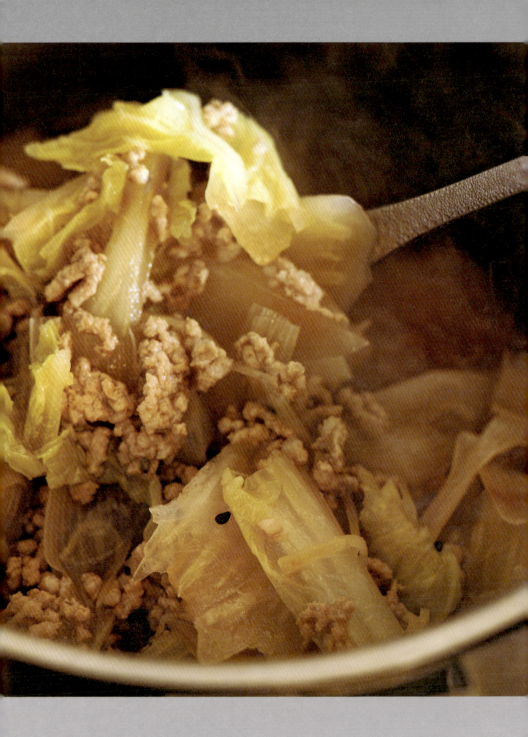

ヘトヘトな日の
お助けスープ

PART 3

「今日は遅くなっちゃった…」
という日は、
たっぷり食べても体に負担のない
ヘルシーなスープを。
素材の味を生かした
シンプルなおいしさが
疲れた体と心を
そっと癒やしてくれます

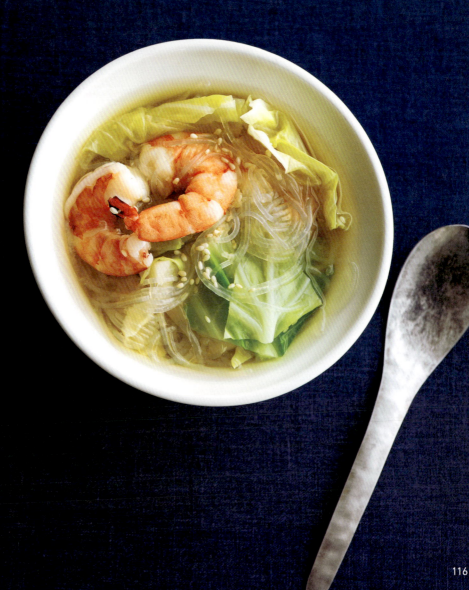

ツルンと食べやすく、胃腸に優しいひと皿

キャベツ と エビ の
春雨スープ

材料 2人分

キャベツ …… 150g
むきエビ …… 120g
春雨 …… 60g (乾燥)
タマネギ …… $\frac{1}{2}$ 個 (100g)
塩 …… 小さじ 1
A ┌ だし汁 …… 2カップ
　 │ 酒 …… 大さじ 2
　 └ ショウガ (すりおろす) …… 1かけ
B ┌ オイスターソース
　 │ 　　 …… 大さじ 1
　 │ しょうゆ …… 小さじ 1
　 └ 塩 …… 小さじ $\frac{1}{4}$
いりゴマ (白) …… 少し

つくり方

1 春雨はぬるま湯に10分つけて戻し、長ければ切って水気をきる。エビは背ワタを除き、塩をまぶしてもみ洗いし、流水で洗って水気をきる。キャベツは2cm幅に切る。タマネギは縦に薄切りにする。

2 鍋にA、1のキャベツ、タマネギを入れて中火にかけ、煮立ったら春雨、Bを加える。ひと煮立ちさせて弱めの中火にし、フタをして5分ほど煮る。

3 1のエビを加えてフタをし、2分ほど煮て火をとおす。器に盛り、ゴマをふる。

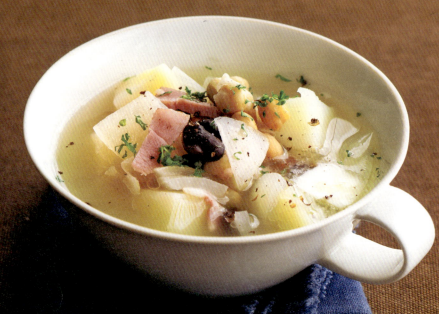

ほっくり食感におなかも心も満たされます

ジャガイモと
ミックスビーンズのスープ

材料 2人分

ジャガイモ …… 1個(150g)
ミックスビーンズ水煮缶 …… 50g
タマネギ …… 1/2個(100g)
ツナ水煮缶 …… 小1缶(70g)
A ┃ 酒 …… 大さじ2
　┃ 水 …… 2カップ
塩 …… 小さじ1/2
粗びきコショウ(黒)、
　　パセリ(みじん切り)、
　　オリーブオイル …… 各少し

つくり方

1 ジャガイモは皮をむいてひと口大に切り、水にさっとさらす。タマネギは1cm角に切る。

2 鍋にA、1、ミックスビーンズ、ツナを缶汁ごと入れ、中火にかける。煮立ったらアクを除いて弱めの中火にし、フタをして8分ほど煮る。

3 塩を加えて味をととのえる。器に盛り、コショウとパセリをふってオリーブオイルを回しかける。

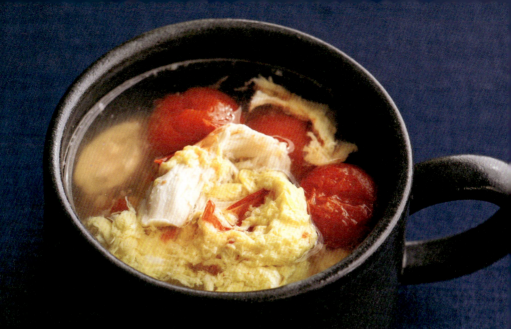

ヘルシーなのにうま味たっぷりで大満足

ミニトマトと
ササミの卵スープ

材料 2人分

ミニトマト 8個
鶏ササミ 3本
溶き卵 2個分
タマネギ ...... 1/2個(100g)
塩 ...... 少し
A ┃ ショウガ(すりおろす) 1かけ
　 ┃ 酒 大さじ1
　 ┃ 水 2カップ
B ┃ しょうゆ 小さじ2
　 ┃ 塩 小さじ1/3

つくり方

1 タマネギは縦に薄切りにする。ササミは筋を除き、ひと口大に切って塩をふる。

2 鍋にA、1のタマネギ、ミニトマトを入れて中火にかけ、煮立ったら弱めの中火にし、ササミを加える。フタをして3分ほど煮たら、アクを除く。

3 Bを加えてなじませ、溶き卵を回し入れ、フタをして2分ほど煮る。

材料 2人分

カボチャ …… 150g
ホウレンソウ …… 1/2 束 (100g)
タマネギ …… 1/2 個 (100g)
ベーコン …… 50g
A ┌ ニンニク(つぶす) …… 1かけ
  └ オリーブオイル …… 小さじ1
B ┌ トマトジュース(無塩)、水
  │   …… 各1カップ
  └ 白ワイン …… 大さじ2
塩 …… 小さじ 1/3
パルメザンチーズ(すりおろす)
   …… 少し

つくり方

1 カボチャは皮をところどころむき、2cm角に切る。ホウレンソウは根元に十文字の切り目を入れて洗い、ラップで包んで電子レンジ(600W)で2分30秒加熱する。冷水に取って水気を絞り、2cm長さに切る。タマネギは縦に薄切りにする。ベーコンは細切りにする。

2 鍋にAを入れて中火にかけ、香りが立ったら1のベーコンを加えて炒める。脂が出てきたらカボチャとタマネギを加えてさっと炒め、Bを加えてひと煮立ちさせ、アクを除く。

3 フタをし、弱めの中火で8分ほど煮る。1のホウレンソウと塩を加えてさらに2〜3分煮る。器に盛り、パルメザンチーズをふる。

カボチャとホウレンソウのトマトスープ

緑黄色野菜で一日の疲れをリセット

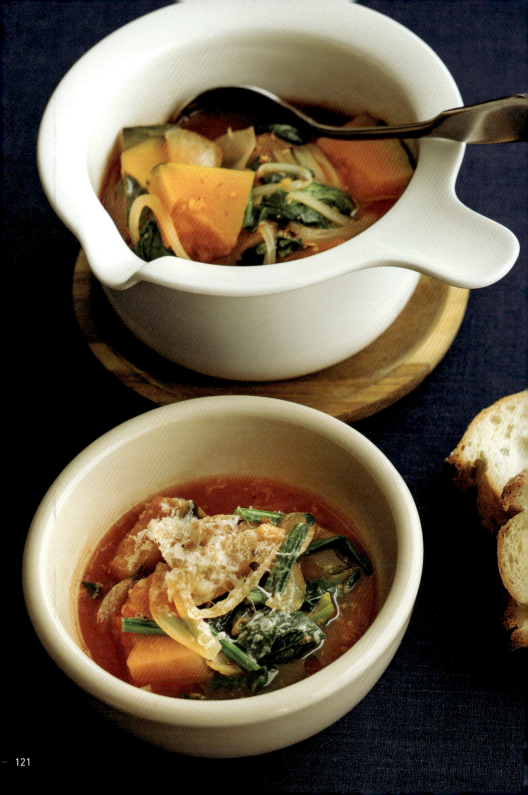

材料 2人分

- カブ …… 2個(150g)
- カブの葉 …… 1個分
- しらす …… 20g
- ご飯 …… 150g
- A [酒 …… 大さじ2
      水 …… 2と1/2カップ]
- B [しょうゆ …… 小さじ1
      塩 …… 小さじ1/4]
- 松の実 …… 少し
- ショウガ(すりおろす) …… 1かけ

つくり方

1. カブは皮つきのまま2cm角に切る。カブの葉は小口切りにする。ご飯はさっと洗って鍋に入れ、しらす、カブ、カブの葉、Aを加えて中火にかける。

2. 煮立ったらアクを除いてフタをし、弱火にしてときどき混ぜながら12分ほど煮る。Bを加えてさっと煮たら器に盛り、松の実を散らしてショウガをのせる。

カブとしらすのおかゆ

シンプルで優しい味わいにほっとひと息

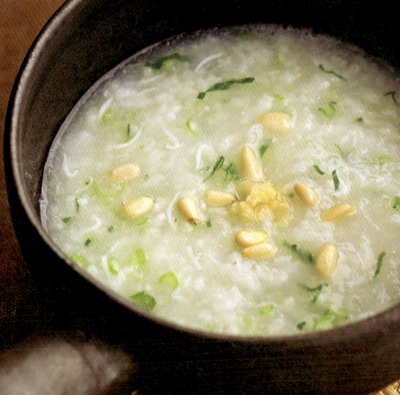

材料 2人分

- 長イモ …… 200g
- 豚ロースしゃぶしゃぶ肉 …… 150g
- 梅干し …… 2個
- A ┌ だし汁 …… 2カップ
　　└ 酒 …… 大さじ2
- しょうゆ …… 小さじ1
- 万能ネギ(小口切り) …… 少し

つくり方

1. 長イモはよく洗ってヒゲ根を除き、めん棒でたたいてひと口大に割る。
2. 鍋にA、梅干しをほぐして種ごと入れ、1を加えて中火にかける。煮立ったら豚肉を加え、ひと煮立ちさせてアクを除き、しょうゆを加えてさっと煮る。器に盛り、万能ネギを散らす。

たたき長イモと豚肉の梅スープ

スタミナ素材で明日のパワーをチャージ

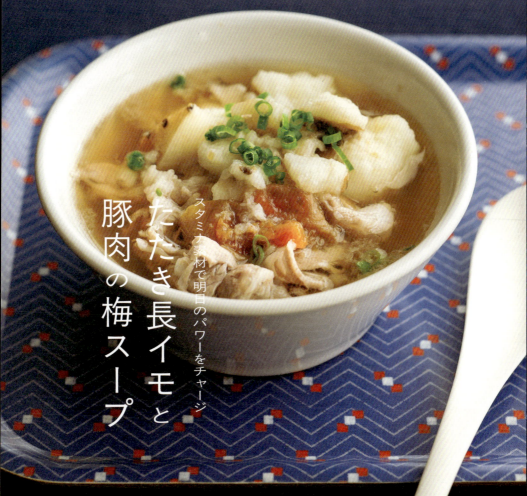

豆乳×和風だしであっさりクリーミーに

レンコン と アサリ の 豆乳スープ

材料 2人分

レンコン …… 150g
アサリ（砂抜きしたもの）…… 200g
長ネギ …… $\frac{1}{2}$ 本
ショウガ（すりおろす）…… 1かけ
A〔 だし汁 …… 1と $\frac{1}{2}$ カップ
　 酒 …… 大さじ2
無調整豆乳 …… $\frac{1}{2}$ カップ
塩 …… 少し

つくり方

1 レンコンはよく洗って1cm厚さのいちょう切りにし、水にさっとさらす。長ネギは斜め薄切りにする。

2 鍋にA、1、ショウガを入れて中火にかける。煮立ったら弱めの中火にし、フタをして6分ほど煮る。

3 アサリを加え、フタをして2分ほど煮る。アサリの口が開いたら、豆乳を加えて弱火にし、煮立つ直前で火を止める。味を見てたりなければ塩をたす。

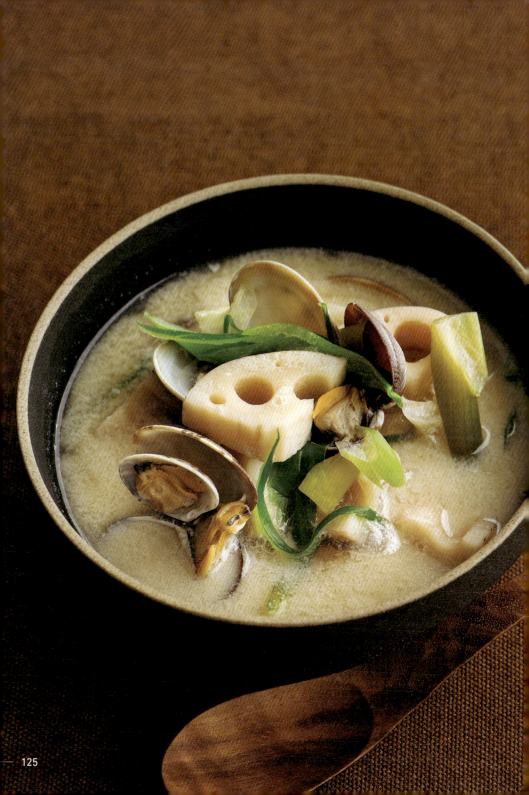

韓国のおもちを入れたお雑煮風みぞれスープ
大根と鶏肉のトック

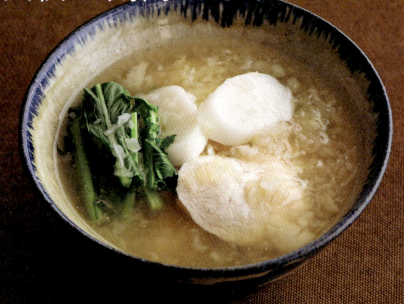

材料 2人分

大根 …… 150g
鶏胸肉 …… 150g
トック …… 150g
小松菜 …… 1/2束(100g)
A ┃ だし汁 …… 2カップ
　 ┃ 酒 …… 大さじ2
　 ┃ ショウガ(千切り) …… 1かけ
塩 …… 少し
片栗粉 …… 小さじ2
B ┃ しょうゆ …… 大さじ1
　 ┃ 塩 …… 小さじ1/4

つくり方

1 大根は粗くすりおろす。小松菜は5cm長さに切る。

2 鍋にA、1の大根おろしを入れて中火にかけ、煮立ったら弱めの中火にし、フタをして6分ほど煮る。

3 鶏肉はひと口大のそぎ切りにして塩をふり、片栗粉をまぶして2に加える。トックはさっと洗って2に加え、フタをして弱火で8分ほど煮る。Bと1の小松菜を加えてさらに2分ほど煮る。

香味野菜の効果で体の中からポカポカに

白菜とネギ、ひき肉の
ショウガスープ

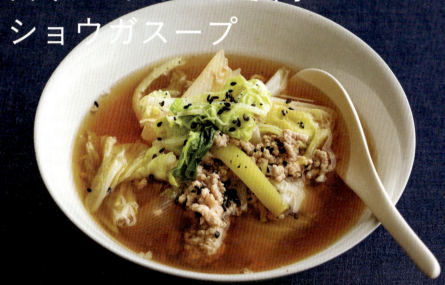

材料 2人分

白菜 …… 150g
長ネギ …… 1/2本(100g)
鶏ひき肉 …… 120g
塩 …… 少し
A 「 ショウガ(千切り) …… 1かけ
  　 ゴマ油 …… 小さじ2
B 「 だし汁 …… 2カップ
  　 酒 …… 大さじ2
C 「 しょうゆ …… 小さじ2
  　 塩 …… 小さじ1/3
いりゴマ(黒) …… 少し

つくり方

1　白菜は軸と葉に分け、横に2cm幅に切る。長ネギは5cm長さに切り、縦半分に切る。

2　ひき肉は塩をふる。鍋にAを入れて中火にかけ、香りが立ったらひき肉を加えて色が変わるまで炒める。

3　B、1の白菜の軸と長ネギを加えてひと煮立ちさせ、アクを除く。C、白菜の葉を加え、フタをして弱めの中火で5分ほど煮る。器に盛り、ゴマをふる。

ワタナベマキ

料理研究家。シンプルながら食材の組み合わせや味つけのセンスが光るレシピが人気で、ハーブやスパイス使いにも定評がある。最近、以前から興味があった国際中医薬膳師の資格を取得。薬膳の知識を生かしたスープやドリンクを暮らしに取り入れて体をととのえている。『あたらしい みそおかず』(文化出版局刊)ほか著書多数

Instagram | @maki_watanabe

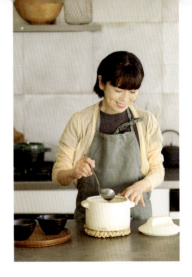

デザイン
小橋太郎(Yep)

撮影
山田耕司

スタイリスト
佐々木カナコ

取材・文
小笠原章子

校正
小出美由規

DTP制作
ビュロー平林

撮影協力
UTUWA

編集協力
林 由香理

編集
川井明子

ワタナベマキの体に優しい いたわりスープ

2025年3月31日　初版第1刷発行
2025年4月1日　　　第2刷発行

著　者　ワタナベマキ
発行者　秋尾弘史
発行所　株式会社 扶桑社
　　　　〒105-8070
　　　　東京都港区海岸1-2-20　汐留ビルディング
　　　　電話　03-5843-8589(編集)
　　　　　　　03-5843-8143(メールセンター)
　　　　www.fusosha.co.jp

印刷・製本　TOPPANクロレ株式会社

定価はカバーに表示してあります。
造本には十分注意しておりますが、落丁・乱丁(本のページの抜け落ちや順序の間違い)の場合は、小社メールセンター宛にお送りください。送料は小社負担でお取り替えいたします(古書店で購入したものについては、お取り替えできません)。
なお、本書のコピー、スキャン、デジタル化等の無断複製は著作権法上の例外を除き、禁じられています。本書を代行業者等の第三者に依頼してスキャンやデジタル化することは、たとえ個人や家庭内での利用でも著作権法違反です。

© Maki Watanabe 2025 Printed in Japan
ISBN978-4-594-09900-8